すぐできる VBM

DVD付

精神・神経疾患の脳画像解析 SPM12対応

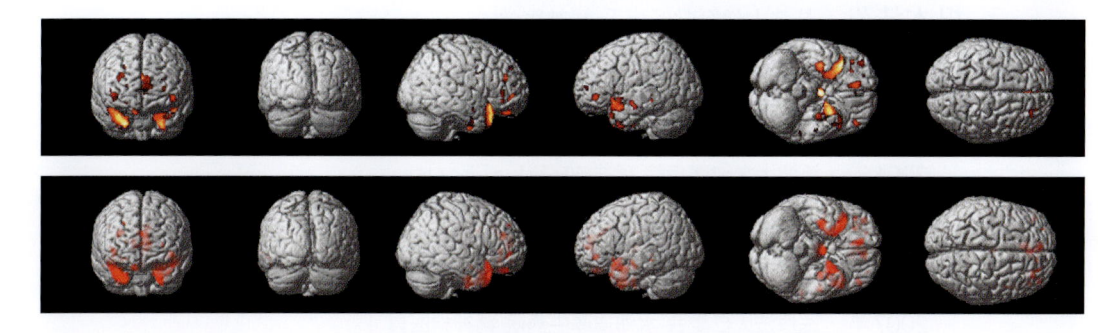

監修
青木茂樹（順天堂大学大学院医学研究科 放射線医学 教授）
笠井清登（東京大学大学院医学系研究科 精神医学 教授）
編著
根本清貴（筑波大学医学医療系 精神医学 講師）

秀潤社

執筆者一覧

■監修

青木茂樹　順天堂大学大学院医学研究科 放射線医学 教授
笠井清登　東京大学大学院医学系研究科 精神医学 教授

■編著

根本清貴　筑波大学医学医療系 精神医学

[略歴]
1999年　筑波大学医学専門学群卒業
2001年　筑波大学附属病院 精神神経科レジデント
2003年　国立精神・神経センター武蔵病院 放射線診療部レジデント
2004年　茨城県立友部病院 医員
2006年　筑波大学附属病院 精神神経科チーフレジデント
2007年　医療法人仁愛会 水海道厚生病院 精神科医員
2008年　医療法人社団八峰会 池田病院 副院長
2009年　筑波大学医学医療系 精神医学 講師

■執筆者

[第1章〜第5章，第6章-6.3]
根本清貴　筑波大学医学医療系 精神医学 講師

[第6章-6.1]
松田博史　国立精神・神経医療研究センター 脳病態統合イメージングセンター(IBIC) センター長

[第6章-6.2]
舞草伯秀　国立精神・神経医療研究センター 脳病態統合イメージングセンター(IBIC) 臨床脳画像研究部 画像情報解析研究室 研究員

監修にあたって

　脳のMRIで萎縮を客観的に評価するのは難しい．人間の五感のなかで最も情報量の多い視覚に直接訴えるCTやMRIといった画像はインパクトがあり，特に機能局在のある脳の臨床・研究で欠くことのできないものとなっている．しかし，錯覚の科学という一大分野がある通り，主観に頼った主観的評価は客観性や再現性に問題があり，脳科学のツールとしては使いにくい．そこで自動処理が望まれるわけだが，脳の形態が個人で大きく異なるため，画像としての最も重要な点である解剖学的な情報を残しつつ，多数の脳を評価することは難しかった．

　今世紀に入ってから，従来画素数の少ないPETやSPECTなどの核医学検査で使われていたSPM（statistical parametric mapping）を用いた画像統計解析の手法がMRIにも応用され，VBM（voxel-based morphometry）として，多数の脳のMR画像を，標準化し，統計学的手法を使って客観的に評価できるようになってきた．

　著者の根本清貴先生は，早くからVBMの使い手として頭角を現し，自身の研究に用いるのみならず，その手法の普及に尽力されてきた．まったく出し惜しみをしないその姿勢には多くの者が感銘を受けていた．

　本書では，根本先生が今まで行った多くの講演やチュートリアル，個人とのやりとりなどで経験された，脳MRIを用いてVBMを行う上での問題点を踏まえて，初心者がこの本だけで解析が行えるように，丁寧に記載されている．また，とりあえず使えればよいといった単なる操作マニュアルに留まらず，原理を理解しつつ解析が行えるような配慮がなされている．

　臨床画像を用いた解析には，DICOMなどのファイル形式の扱い，MATLABの導入と設定や，SPMを使ったVBMの前処理など，多くの処理前のステップがあり，どこかにつまずくとその先に行けない．その後に統計解析を行うが，設定する項目が多く正しい設定になっているかどうか自信を持てないことも多い．本書ではこれらの課程を1つ1つ丁寧に説明し，納得して解析が行えるようにしてある．さらにVBMの応用例として，臨床応用についてその分野の専門家からの解説が加わり，全体としての理解が深まるようになっている．

　この本が脳画像解析を現在行っている，あるいはこれから使おうとする，多くの者に役立つことを願っている．

2014年4月
順天堂大学大学院医学研究科 放射線医学 教授
青木茂樹

刊行によせて

　本書は，私が頭のなかでバーチャルに作っております『利他の会』のキーパーソンであり友人である，根本清貴先生の生き方を表現したものです．MRI解析の本の寄せ書きとして，不思議なはじまりかもしれませんね．

　私は，文部科学省の助成を受け，「包括型脳科学研究推進支援ネットワーク（略称：「包括脳」）・精神疾患拠点（http://cbsn-mri.umin.jp/）」という活動をお手伝いさせていただいております．これは，精神疾患のMRI研究を志す日本の研究者の方々に，その解析法を支援する試みです．毎年，MRI解析法のチュートリアルを開いているのですが，根本先生にはその講師代表として大活躍していただいております．根本先生は，現役の精神科医，しかも大学の講師という要職で，臨床，研究，教育の業務で多忙のなか，チュートリアルの準備に何十，いや何百時間という時間を費やしていらっしゃいます．他のチューターたちと，初心者がつまずくポイントはなにか，どうすればわかりやすく説明できるか，と日夜，水面下のディスカッションをしておられます．そうして，そこから得られた情報を，惜しげもなく当日披露されます．おかげで，このチュートリアルは，毎年満員御礼が続いています．

　根本先生が，このようにご自身のMRI解析の知識を惜しげもなく皆さんに還元する背景には，SPM (statistical parametric mapping) を用いたVBM (voxel-based morphometry) の創始者・普及者の，Karl Friston博士，John Ashburner博士の利他的な態度に対する共鳴があるのだと思います．MRI解析の世界を変えたこの発明を，まったくのライセンスフリーで普及され，マニュアルや海外にも門戸の開かれた講習会，トラブルシューティングのメーリングリストなどの活動も充実しています．皆様もSPM-VBMのこの精神に触れ，感動を覚えたご経験があるのではないでしょうか．

　本書を手にとって，皆さんは驚かれたのではないでしょうか．予備校の講師が多額のフィーをもらって書く受験参考書ならともかく，多忙な精神科医による，ほぼボランティアの，しかも懇切丁寧なマニュアル．精神科医は医者のなかでも暇そうだから，と思わないでください．そうではなく，精神科医だからこそ，なのです．精神科医は，患者さんの日々の診療で，他者の意図や感情を理解し，それを自己の内界に重ねようと努めている，プロフェッショナルです．VBMにおいて，初心者がつまずきやすいことはなにか，どう記述すればわかりやすいのか．このようなメタ認知やmentalizingのプロである精神科医による本だからこそなのです．

　私は，本書を，根本先生がその類い稀な利他性を発揮することにより，自己実現と自己発展を図ろうとした証と位置づけています．本書の産声の仕掛けのひとりである私も，今，満足感にひたっています．人生，自分が直接できる貢献は限られています．ただ，利他的な方を見出し，活躍していただくことを支援することで，より多くの人に恩恵がもたらされるという貢献の仕方もあると私は思っています．本書を読まれた皆様が，MRI解析の技術向上を通じて，精神疾患の克服に貢献されたり，あるいはさらに周囲の若手研究者の指導に当たっていただいたりすることにより，本分野の裾野を広げていただくことになれば，私としては望外の喜びですし，またそれは，文部科学省の「包括脳」の理念そのものでもあります．

2014年4月
東京大学大学院医学系研究科 精神医学 教授
笠井清登

CONTENTS

監修者の序 ……………………………………………… 青木茂樹・笠井清登　3

第1章　はじめに　　　　　　　　　　　　　　　　　根本清貴

……………………………………………………………………………… 10

第2章　画像解析の準備　　　　　　　　　　　　　　根本清貴

| 2.1 | 画像解析に必要なコンピュータのスペック …………………… 14 |
| 2.2 | 画像のファイル形式 ……………………………………………… 14 |

- ◆ 1. DICOM形式[拡張子 .dcm]
  (digital imaging and communications in medicine) …… 14
- ◆ 2. ANALYZE形式[拡張子 .hdrと.img] ……………………… 15
- ◆ 3. NIfTI-1形式[拡張子 .hdrと.imgまたは.nii]
  (neuroimaging informatics technology initiative) …… 15

| 2.3 | 画像解析の一連の流れ …………………………………………… 15 |

- ◆ 1. DICOM画像を閲覧し，画像が適切に撮影されているかを確認する … 15
- ◆ 2. 画像形式を使いたい解析ソフトの入力形式に変更する ………… 15
- ◆ 3. 前処理(preprocessing)を行う ………………………………… 16
- ◆ 4. 統計解析を行う ……………………………………………… 16

| 2.4 | SPMのインストール ……………………………………………… 16 |

- ◆ 1. SPMとは ……………………………………………………… 16
- ◆ 2. MATLABの入手 ……………………………………………… 16
- ◆ 3. SPMの入手 …………………………………………………… 17
- ◆ 4. ダウンロードしたSPM12の解凍(展開) …………………… 17

- ◆ 5. MATLABのパス設定 …………………………………… 19
- ◆ 6. SPMの起動 …………………………………………… 21
- ◆ 7. 新たなアップデートがないかの確認 ………………… 22
- ◆ 8. SPMの設定 …………………………………………… 22

| 2.5 | サンプルデータ ……………………………………… 23 |

（付属DVD-ROM参照）

第3章　SPMの動作の基本　　根本清貴

3.1	SPMのウィンドウ構成 ……………………………………… 26
3.2	作業ディレクトリの設定 …………………………………… 27
3.3	画像の表示 …………………………………………………… 31
3.4	AC-PC位置合わせ …………………………………………… 33
3.5	MATLABスクリプトを用いた半自動AC-PC補正プログラム …… 36

第4章　VBMの概要と前処理　　根本清貴

4.1	VBMとは ……………………………………………………… 38
4.2	分割化 ………………………………………………………… 39
4.3	DARTEL ……………………………………………………… 50

- ◆ 1. DARTELとは ………………………………………… 50
- ◆ 2. DARTELで用いるデータ …………………………… 51
- ◆ 3. DARTEL（テンプレートがない場合） ……………… 51
- ◆ 4. DARTEL（テンプレートがすでにある場合） ……… 56
- ◆ 5. MNI空間（MNI Space）への標準化 ………………… 57

| 4.4 | バッチ（Batch）処理 ………………………………………… 61 |

第5章　統計モデルと結果表示　根本清貴

5.1	事前準備	66
	◆ 1. 画像以外のファイルの準備	66
	◆ 2. マスキング（Masking）のための画像準備	68
5.2	群間比較（two-sample t-test）	72
	◆ 1. データフォルダ	72
	◆ 2. 統計用フォルダの作成	72
	◆ 3. 統計モデルの作成	72
	◆ 4. 統計的推定（Estimate）	80
	◆ 5. 結果表示（Results）	82
	◆ 6. 標準脳画像上への結果表示	89
	◆ 7. 解剖学的位置の同定	94
	◆ 8. SPMの結果とAnatomy Toolboxの同時表示	97
	◆ 9. 表のエクスポート	100
5.3	相関解析	102
	◆ 1. データフォルダ	102
	◆ 2. 統計用フォルダの作成	102
	◆ 3. 変数の読み込み	103
	◆ 4. 統計モデルの作成	103
	◆ 5. 統計的推定（Estimate）	106
	◆ 6. 結果表示（Results）	107
	◆ 7. 多重比較補正	109
	◆ 8. 散布図の作成	111
5.4	要因の分散分析	112
	◆ 1. 2×2表の作成	112
	◆ 2. データの分類	113
	◆ 3. 統計用フォルダの作成	113
	◆ 4. 統計モデルの作成	113
	◆ 5. 統計的推定（Estimate）	116

- ◆ 6. 結果表示（Results） …………………………………………………… 116
- ◆ 7. まとめ ……………………………………………………………… 120

第6章　VBMの臨床への応用

6.1　VSRAD® 　　　　　　　　　　　　　　　　　　　　　松田博史　122

- ◆ 1. VSRAD®の開発の経緯 ……………………………………………… 122
- ◆ 2. VSRAD®からVSRAD® plusへ ……………………………………… 123
- ◆ 3. VSRAD® advanceの開発 …………………………………………… 123
- ◆ 4. VSRAD® advanceの使い方 ………………………………………… 124
- ◆ 5. VSRAD® に関する情報 ……………………………………………… 132

6.2　J-ADNI 　　　　　　　　　　　　　　　　　　　　　　舞草伯秀　133

- ◆ 1. J-ADNIとは ………………………………………………………… 133
- ◆ 2. 撮像方法の標準化とプロトコル・画質チェック ………………… 134
- ◆ 3. 画像補正 …………………………………………………………… 134

6.3　VSRAD®の臨床応用例 　　　　　　　　　　　　　　　　根本清貴　138

謝辞　おわりにかえて　　　　　　　　　　　　　　　　　　　根本清貴　140

INDEX ……………………………………………………………………… 141

付属DVDについて ………………………………………………………… 146

■ 本書に掲載されている会社名，製品名，ブランド名は，各社または各所有者の商標または登録商標です．なお，本文中にはTM，®を省略している場合があります．
■ 本書のスクリーンショットはSPM12ベータ版を用いて操作の実例を挙げる目的のためだけに掲載しています．ソフトウェアの更新により，本書の解説と一致しない場合がありますのであらかじめご了承ください．

第1章

はじめに

第1章 はじめに

　筆者はふだん，精神科医として臨床に従事しています．臨床において，精神疾患患者のMRI・CT画像などの脳形態画像，SPECT・PET画像などの脳機能画像を見るとき，「この患者の海馬は健常者と比べて小さいのだろうか？」「この患者の頭頂葉の血流は健常者と比べて少ないのだろうか？」と疑問に思うことがあります．精神疾患における脳容積の低下は微細なものであり，視察法でははっきりしないことはしばしばです．また，視察法による読影では画像を読影する医師によって結果が異なることはままあり，信頼性はそれほど高くないことが知られています．このため，精神科領域では，視察法だけでは脳画像から多くの情報が得られませんでした．

　近年発展してきている脳画像解析手法は，これらの疑問に対する答えを出す手法のひとつです．脳画像解析手法を手短に言えば，以下のように言えるのではないでしょうか．

　「個々人の異なる脳をある標準に変換（正規化）し，そして，統計的手法を用いて客観的に容積・血流の変化部位を検出する方法」

　脳画像解析によって，以下のような臨床疑問に答えることができます．

- ある疾患では，脳のどの領域で容積が低下／増加したり，血流が低下／上昇したりするのだろうか．
- 神経心理の下位得点や疾患の重症度と相関する領域はどこだろうか．
- ある遺伝子の一塩基多型の効果は脳のどの領域に出るのだろうか．
- ある課題をかけたときに，脳のどの領域が賦活されるのだろうか．

　MRI，PETをはじめとした種々の脳神経画像を用いた研究が普及するにつれて，世界各国でさまざまな脳画像解析ソフトが開発され，発表されています．これらの中には商用ソフトウェアもありますが，大半は無償で利用できるソフトウェアであり，研究の裾野が広がる一因になっています．その一方で，種々のソフトウェアが乱立している感もぬぐえず，かつ，ほとんどのソフトウェアはインターネットで配布されていることから，画像解析をはじめようとする研究者はどのソフトをどこから入手すればよいのかわからないことも多いかと思います（きっとこの本を手にとっているあなたはそんな方の一人でしょう）．

　MRIを用いた画像解析を行っている論文を読んでいると，"SPM"という単語をしばしば見ます．SPM（statistical parametric mapping）は脳画像解析ソフトウェアで，その出力結果が非常に視覚に訴えるものであることやドキュメントが非常に充実していることから，広く利用されています．しかし，日本語のドキュメントとなると，成書は非常に限られており，インターネットで入手できる資料も限られています．このようなことから，初心者が独学でSPMの使い方を学ぶのは非常に困難です．

　筆者は2003年に国立精神・神経センター武蔵病院（現在の国立精神・神経医療研究センター病院）において10か月という短い期間ですが，放射線科レジデントとして研修する機会がありました．その際に，松田博史先生，大西　隆先生という素晴らしい先生方をメンターとして，脳画

像解析の基礎を教わりました．その後，自分でもいろいろ調べながら少しずつ脳画像解析について学んできました．そのうち，いろいろな方から質問されるようになり，まだまだ自分自身の理解が完全とは言えないものの，脳形態画像解析であるvoxel-based morphometry（VBM）を中心に教える機会にも恵まれるようになってきました．そのような中，何人かの方から「日本語でのSPMの入門書を書いてはどうか」と勧められ，本書の執筆に至りました．

　本書の特徴は2つあります．まず第1に，初心者を対象としていることです．脳画像解析の世界は大海原です．ガイドが身近にいなければ，すぐに溺れてしまいます．この本は脳画像解析の世界に入るための水先案内人になることを目的としています．そして第2に，脳形態画像解析であるVBMを主としていることです．SPMはもともと脳機能画像の解析ソフトとして開発されてきたため，PETやfMRIの解析に多く使われています．実際，日本語のSPMの成書も，fMRIの解析を解説しています．一方，臨床では形態画像を撮影することが多く，この画像を使って解析したい方もたくさんいるはずですが，いざその解析をしようとすると，日本語で書かれている解説書はありません．そこで，VBMの手法を解説しながらSPMの作法を学んでいくという手法をとることにしました．また，自習書になることを目指したいので，SPMのインストールやSPMの基本動作の解説にもページを割くことにしました．このことによって，独学でも基本は学べるのではないかと思います．

　また，筆者は常日頃から「原理原則を理解すれば応用できる」と考えています．しばしばソフトウェアの解説は，「○○のボタンをクリックします」といった説明に終始してしまいがちですが，それでは血肉になりません．このため本書では，できるだけパラメータが何を意味するのか丁寧に説明しようと思います．ただ，筆者自身，まだまだ学んでいる途中であり，エキスパートとは言えませんので，不足しているところもあるかと思います．そのような点については，筆者のブログ（http://www.nemotos.net）などで補足できたらと思っています．なお，本書は「VBMの基礎固め」を目的とし，一通り学べるようにとページ数をコンパクトにしました（分厚い本で挫折するより薄い本を通読できた方が満足度は高いですよね）．このため，この本で，VBMの全てがわかるわけではないことはご了承ください．

　それでは，一緒に脳画像解析の大海原に漕ぎ出してみましょう！

注）本書の執筆時点（2014年4月）で，SPM12はまだベータ版であり，正式版がリリースされておりません（現在は，2009年発表SPM8が正式版の最新）．このため，本書のスクリーンショットはSPM12のベータ版であることをご容赦ください．

第2章

画像解析の準備

第2章 画像解析の準備

2.1 画像解析に必要なコンピュータのスペック

　多くの方から,「画像解析をするためには,どんなパソコンを買えばいいの？」と聞かれます.画像解析ソフトウェアの多くは,高いCPU (central processing unit) の能力を要求し,さらに大容量のメモリを必要とします.特に高性能のワークステーションを必要とするソフトウェアにハーバード大学で開発されているFreeSurferがあります.FreeSurferのウェブサイト (http://surfer.nmr.mgh.harvard.edu/) には,システム要件としてCPUは2GHz以上,メモリは最低限4GB (多ければ多いほどよい) と記載されています.これを指標にコンピュータの選定を進めていけば,たいていのソフトウェアパッケージは問題なく動くでしょう.なお,近年の基本ソフト (operating system : OS) には32bit版と64bit版の2つがあります.32bit版OSはメモリが4GB (Windowsでは3GB) までしかメモリを利用できないという制約があるため,いくつかのソフトではメモリ不足でソフトウェアが動かないという状況が発生します.VBM (voxel-based morphometry) でも前処理 (preprocessing) でメモリを多く使うため,32bit版のOSおよびMATLABでは前処理がうまくいかないことがあります.このため,これから画像解析ソフトを始めようとする方には,64bit版のOSを購入することを強くお勧めします.なお,Macintoshはすべて64bitとなっています.また後述しますが,MATLABも64bit版を準備してください.

2.2 画像のファイル形式

　画像解析を行うにあたって,画像のファイル形式を知っておくことは重要です.といっても詳しいことを知る必要はありません.最低限,以下のようなことを知っておいていただけたらと思います.

◆ 1. DICOM形式［拡張子 .dcm］
（digital imaging and communications in medicine）

　DICOM形式は医用画像の共通フォーマットです.MRI, CT, PET, SPECT撮像機器などで撮影されたものを出力する際に,それぞれの機器に独自の形式で保存することもできますが,DICOM形式で出力することによって,ユーザーは機種の違いを意識せずに画像を見ることができます.画像の1スライスが1つのファイルになっているため,矢状断160枚からなる3次元T1強調像のDICOM画像は,160のファイルから構成されることになります.標準的な拡張子は (.dcm) となります.

◆ 2. ANALYZE形式 [拡張子 .hdrと.img]

米国のMayo Clinic（メイヨークリニック）で開発された形式です．画像のヘッダー情報を有するファイル（.hdr）と画像情報を有するファイル（.img）の2つで構成されています．ファイルの扱いが容易であることから，しばらく前まではデファクト・スタンダードとして使われていました．しかし，左右の情報を持っていないことからしばしば混乱が生じることがあったため，現在は次に述べるNIfTI形式に移行してきています．

◆ 3. NIfTI-1形式 [拡張子 .hdrと.imgまたは.nii] (neuroimaging informatics technology initiative)

米国国立衛生研究所（National Institutes of Health：NIH）を中心として開発されている形式で，ANALYZE形式の拡張版です．より多くのヘッダー情報を有することができる他に，左右情報を持っています．このため，左右について悩む必要がありません．現在，SPM（SPM5以降），FSLでは標準の画像形式となっています．ただし，1つ気を付けなければいけないことは，画像の拡張子が2つあることです．ANALYZEと同じ（.hdr）と（.img）の2つのファイルからなる形式と，ヘッダーと画像を1つにまとめた（.nii）形式の2つがあります．

2.3　画像解析の一連の流れ

画像解析を行うにあたっては，1つのソフトウェアだけで済むことはまずなく，常に複数のソフトウェアを必要とします．画像解析は大まかに以下の4つの流れで進んでいきます．

◆ 1. DICOM画像を閲覧し，画像が適切に撮影されているかを確認する

このステップは重要ですが，しばしば見過ごされているものです．MRIやPETスキャナで撮影された画像は，たいていDICOM形式で保存されます．このため，DICOMビューワーがあると，撮影された状態での画像を確認することができます．MRI撮像時の撮影視野（field of view：FOV）が小さい場合，折り返しと呼ばれるアーチファクトが発生し，FOV外の領域が画像内に折り返されることがあります．例えば，矢状断像で鼻の部分だけが頭部の後ろに移ってしまうといったアーチファクトです．また，大きな脳梗塞は形態画像の分割化（segmentation）の際にエラーとなってしまいます．これらは1例1例目で見て確認するしかありません．面倒な作業ですが，頑健な結果を得るためには重要です．筆者は解析にかかる前にまずDICOM形式の状態で画像を確認しています．

フリーで使えるDICOMビューワーで，筆者が実際に使ってみて使い勝手がよいと感じるものとしては，WindowsではMicroDICOM（http://www.microdicom.com/），Mac OSXではOsiriX（http://www.osirix-viewer.com/），マルチプラットフォーム（Windows, Mac OSX, Linuxどれでも動作する）としてはGinkgo CADx（http://ginkgo-cadx.com/en/）などが挙げられます．

◆ 2. 画像形式を使いたい解析ソフトの入力形式に変更する

DICOM形式は1スライス1ファイルであるため，画像解析にそのまま使うには面倒です．このため，DICOM形式から他の形式に変更するという作業が必要となります．前述のように，これまでは画像解析ではANALYZE形式が広く普及していましたが，左右の情報が保持できないなどいくつかの短所があったため，最近，それらの短所を改善したNIfTI形式が画像解析の新たな標準になりつつあります．

DICOM画像をNIfTI形式に変換するソフトウェアとしては，MRIcronに付属しているdcm2nii (http://www.cabiatl.com/mricro/mricron/dcm2nii.html)，MRIConvert (http://lcni.uoregon.edu/~jolinda/MRIConvert/)があり，ともにWindows，Mac OSX，Linuxに対応しています．なお，SPMもDICOMの変換を行うことができますが，利便性の点で，dcm2niiやMRIConvertに軍配があがります．

◆ 3. 前処理（preprocessing）を行う

脳画像を用いて統計解析を行うためには，まず形態・大きさが異なる個々人の脳を何らかの指標を用いて標準化することが必要となります．このことを「解剖学的標準化（spatial normalisation）」と言います（anatomical standardisation，またはanatomic standardisationと言われることもあります）．また，灰白質の容積変化を知りたいときには，灰白質だけを抽出する必要があります．これを「分割化（segmentation）」と言います．その他に，解剖学的標準化では吸収しきれない個人差を減らすこと，画像をより統計解析にフィットするように信号値を正規分布に近く分布させること，信号雑音比（S/N）を向上させることを目的として「平滑化（smoothing）」が行われることもあります．関心領域がある場合，その関心領域の数値だけを取り出すこともあるかもしれません（p.38「4.1　VBMとは」参照）．

◆ 4. 統計解析を行う

前処理が終わったデータをもとに統計解析を行います．探索的に全脳を対象とした解析を行いたい場合は，標準化（および平滑化）が終わった画像を用いて統計解析を行います．前処理において，ある関心領域の数値だけを取り出した場合は，SPSSやSAS，Rといった統計解析ソフトウェアで統計を行うこともできます．SPMをはじめとした画像統計解析ソフトでは全脳を対象に統計解析を行うことができ，その結果を脳表に図示することができるため，視覚に訴えやすく広く使われています．

それでは，次項から早速SPMをインストールしていきましょう．なお，上に紹介したMRIConvertやMRIcronのインストール方法は，ページ数の都合でここでは紹介しません．

2.4　SPMのインストール

◆ 1. SPMとは

SPM（statistical parametric mapping）はロンドン大学（University College London）Functional Imaging Laboratoryのメンバーによって開発されている統計画像解析パッケージです．PET，fMRIといった脳機能画像の解析や本書で扱うVBMのように脳形態画像の解析を行うことができます．SPMはMathWorks社が開発している数値解析ソフトウェアMATLAB上で動くソフトウェアで，オープンソースとしてインターネットで公開されています（http://www.fil.ion.ucl.ac.uk/spm/）．メーリングリストも開設されており，開発者たちがさまざまな疑問に答えているため，情報も得やすく，広く普及しています．ここでは，最新版のSPM12をインストールしていきます．

◆ 2. MATLABの入手

SPMは行列演算ソフトであるMATLAB上で動作します．このため，MATLABは必ずインストールしなければいけません．どのMATLABのバージョンでSPMが動くかは，Wikibooks（http://en.wikibooks.org/wiki/SPM/Which_version_of_MATLAB）SPM/MATLAB

に記載があります．2014年4月時点では，最新のSPM12を動かすためにはR2007a以上が必要です．なお，64bit版OSが利用できる場合，MATLABも64bit版を利用しないとコンピュータの性能を十分に引き出すことができないので注意が必要です．Windows 7の64bit版に対応しているMATLABのバージョンはR2011a以降です．Windows 8ではR2012a，Windows 8.1ではR2013a以降が対応しています．本書では，MATLABのインストール方法は説明しません．MathWorks社のホームページ（http://www.mathworks.co.jp/index.html）に記載がありますので，そちらに従ってインストールして下さい．

◆ 3. SPMの入手

　　SPM12はSPMのダウンロードページ（http://www.fil.ion.ucl.ac.uk/spm/software/download.html）から入手することができます．1つ注意しなければいけないことは，ブラウザによってダウンロードできないことがあることです．その場合，別のブラウザを利用して下さい．

- SPMのウェブサイト（http://www.fil.ion.ucl.ac.uk/spm/）に行きます．
- Softwareのページから，SPM12のリンクをクリックします．
  ページの中の"registration form"をクリックし，必要な事項を入力します．
- そうすると，spm12.zipのリンクが表示されますので，それをダウンロードします．

◆ 4. ダウンロードしたSPM12の解凍（展開）

　　ダウンロードしたspm12.zipをOSによった方法で解凍もしくは展開します．重要な点は，SPM12を展開する先のフォルダ名に空白が入らないこと，また日本語などの2バイト文字が入らないことです．

Windowsの場合

　　C:¥spm¥spm12のようにCドライブの直下にフォルダを作るとエラーが起きにくくなります（注：なお，管理者権限がないとCドライブの直下にフォルダを作成することができません．もし，管理者権限がない場合，自分の保存できるフォルダの下にインストールすることになりますが，上述のように，日本語名や空白が入らないように気をつけてください）．

- コンピュータ→ローカルディスク（C：）と選択します．
- 「新しいフォルダー」をクリックし，"spm"という名前のフォルダを作成します（図2-1）．この下にSPM12をインストールします．こうすることで，複数のバージョンのSPMをspmフォルダに入れておくことができるようになります．

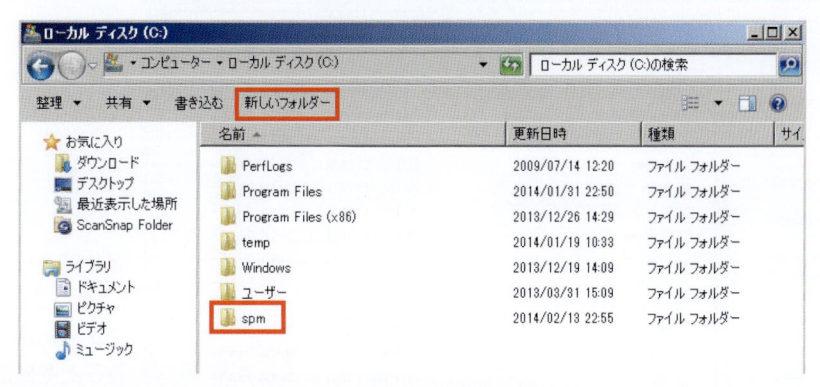

図2-1：Cドライブの直下にspmフォルダを作成

2.4　SPMのインストール

- ダウンロードしてきた spm12.zip を spm フォルダに移動します．
- spm12.zip を右クリックし，「**すべて展開…**」を選択します（図2-2）．

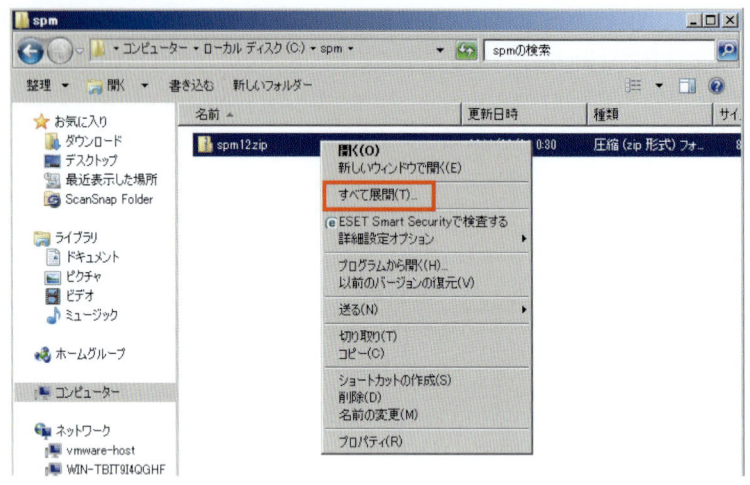

図2-2：spm12.zip を右クリックでファイルを展開

- この際，図2-3のようなダイアログが出てきます．デフォルトでは，「ファイルを下のフォルダーに展開する」が，"C：¥spm¥spm12"となっていると思いますが，これを図のように，"C：¥spm¥"とします．こうしないと，C：¥spm¥spm12¥spm12¥と spm12 のフォルダが無意味に作られてしまいます．

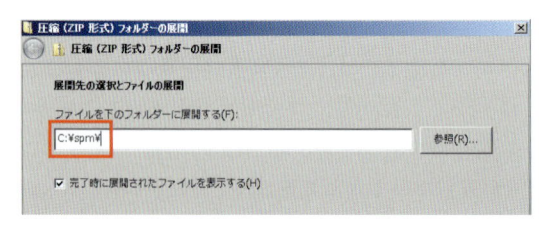

図2-3：展開先を C：¥spm¥ に指定

- 「**次へ**」をクリックすると，SPM12 が展開されます．
- 正しく展開されると，C：¥spm¥spm12 というフォルダが作成されます．図2-4のようになっていることを確認してください．

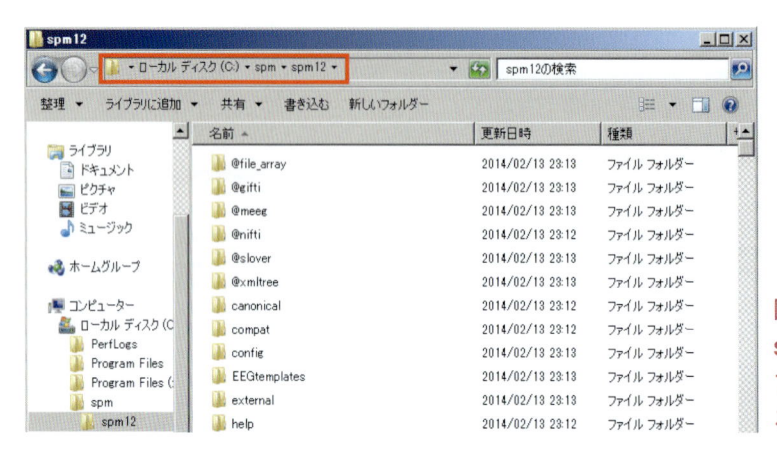

図2-4：C：¥spm¥spm12 に SPM のファイルが入っていることを確認

Macの場合

Macの場合は，自分のホームフォルダの下にspmをインストールしていただいてかまいません．

・ホームフォルダの下に"spm"というフォルダを作成します．

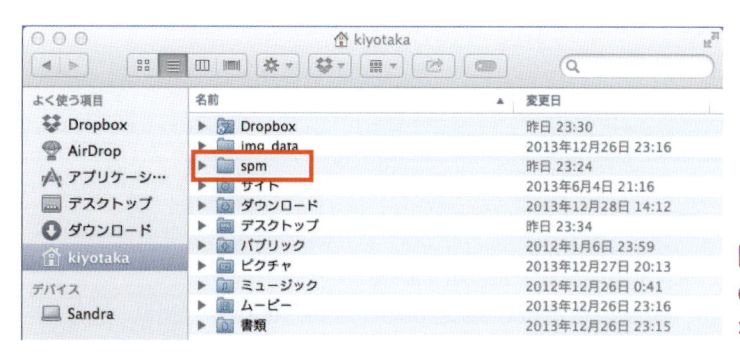

図2-5：ホームフォルダの直下にspmフォルダを作成

・ダウンロードしたspm12.zipをダブルクリックすると，自動的にspm12というフォルダが作成されます（ダウンロードした際に自動で展開されてspm12のフォルダが作成されているかもしれません）．このフォルダを先程作成したspmのフォルダの中に移動します．これでSPM12のインストールが完了です．このとき，SPM12のパスは"/Users/ユーザ名/spm/spm12"となります．図2-6のようになっていることを確認してください．

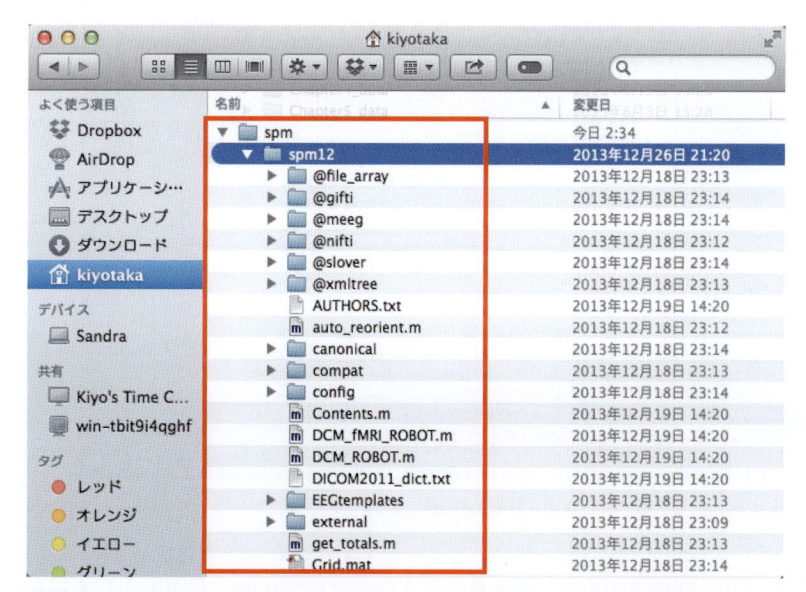

図2-6：ホームフォルダ/spm/spm12にSPMのファイルが入っていることを確認

◆ 5. MATLABのパス設定

残念ながら，これだけではまだSPM12は起動しません．MATLABにSPM12がどこにあるかを伝える必要があります．このことを「パス設定」と言います[†1]．

---

†1：パスは英語ではPathであり，「経路」という意味です．「パスを設定する」もしくは「パスを通す」というのは，コンピュータがどこにどのプログラムがあるかわかるように，プログラムへのたどり着き方，プログラムへの経路を教えてあげるということになります．

2.4 SPMのインストール

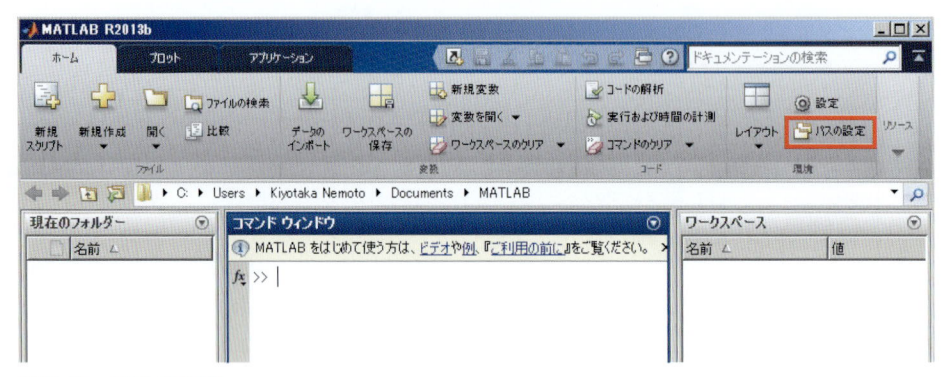

MATLABの上部にあるメニューから「パスの設定」をクリックします（図2-7）．MATLABのバージョンがR2012よりも前ならば，「ファイル→パス設定」を選択します．そうすると，図2-8のようにパス設定のダイアログが開きます．「フォルダーを追加…」からSPMのパス（Windowsならば"C：¥spm¥spm12"，Macならば"/Users/ユーザ名/spm/spm12"）を設定します．なお，「サブフォルダーも追加…」は選ばないようにします．SPMが誤作動することが指摘されています．

図2-7：パスの設定

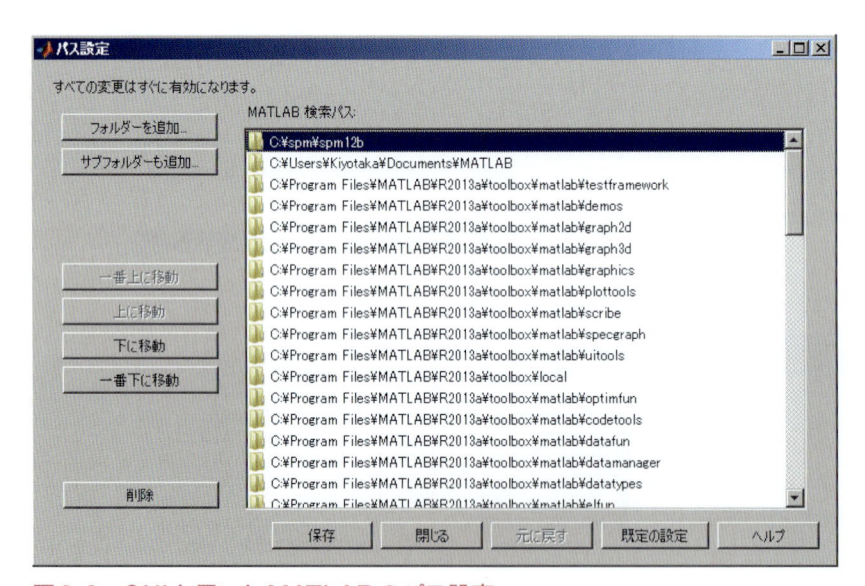

図2-8：GUIを用いたMATLABのパス設定

　ここでMacユーザの方の中に，図2-9のようなエラーメッセージが出てしまった方がいるのではないでしょうか．このエラーメッセージは以下のような内容です．「MATLABはパスの変更を保存できません．パス設定のファイル，pathdef.mがおそらく読み取り専用かあなたがアクセス権限がないフォルダにあるのだと思われます．pathdef.mは別の場所に保存できます．そのpathdef.mを今後も使いたいのならば，MATLABのスタートアップフォルダに保存してください．pathdef.mを別の場所に保存しますか？」．このメッセージの通りですので，一番簡単な解決方法はここで"Yes"と答えることです．そうすると，図2-10のようなダイアログが表示されますので，自分のホームフォルダの中の書類 → MATLABの中にpathdef.mを保存してください（実際は/Users/ユーザ名/Documents/MATLAB/pathdef.mとなります）．

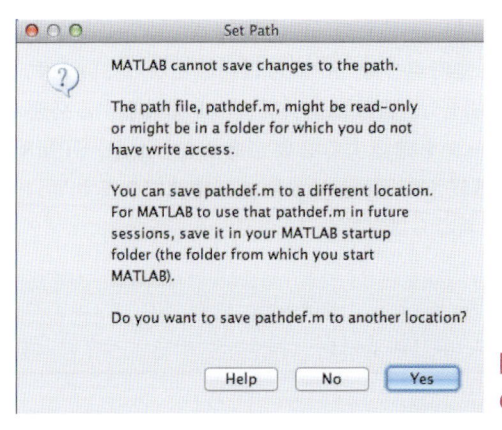

図2-9：Macで認められるパス設定のエラーメッセージ

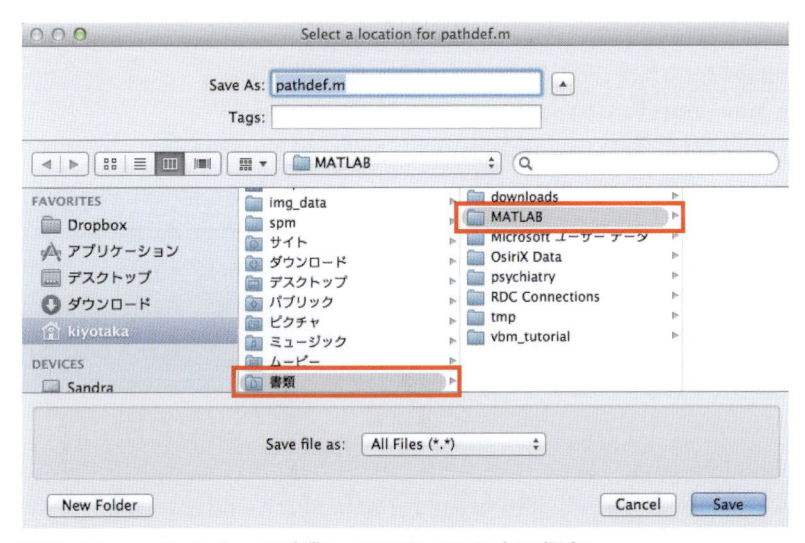

図2-10：pathdef.mを書類→MATLABの中に保存

◆ 6. SPMの起動

ここまで問題がなければ，SPM12の準備は完了です．起動はいたって簡単であり，MATLABのコマンドウィンドウから，

```
>> spm
```

と入力するだけです．図2-11のような画面が出てくれば，無事に設定ができたことになります．

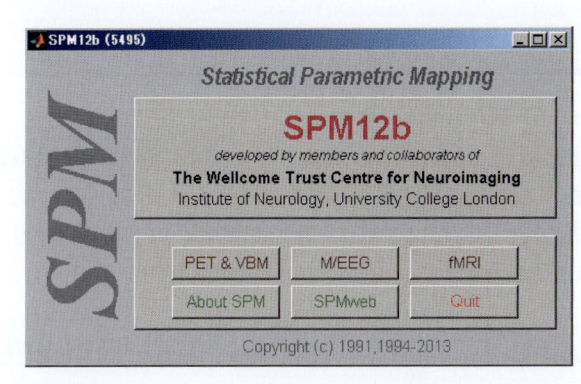

図2-11：SPMの起動画面

◆ 7. 新たなアップデートがないかの確認

　　SPM12.zipを用いてインストールした時点では，SPMは最新版となっています．しかし，その後，SPMのアップデートがなされた場合は，自分でアップデート作業をする必要があります．これまではその都度SPMのホームページを確認する必要がありましたが，SPM8からアップデートを確認するためのスクリプトが搭載され，spm_updateで確認できます[†2]．

　　もし，現在利用しているSPM12が最新ならば，

```
>> spm_update
    Your version of SPM is up to date.
```

となり，もし，新たに利用できるバージョンがあるならば，以下のような表示となります．

```
>> spm_update
    A new version of SPM is available on:
    ftp://ftp.fil.ion.ucl.ac.uk/spm/spm12_updates/
    (Your version: 5495 - New version: 5524)
```

　　ここで，上記のリンクftp://ftp.fil.ion.ucl.ac.uk/spm/spm12_updates/にアクセスしてファイルを入手するのも手ですが，もう少し簡単な方法があります．それは，**spm_update(1)**とタイプすることです．そうすると新しいバージョンを自動でダウンロードして，SPMのディレクトリに展開してくれます．簡単ですね．

```
>> spm_update(1)
    A new version of SPM is available on:
    ftp://ftp.fil.ion.ucl.ac.uk/spm/spm12_updates/
    (Your version: 5495 - New version: 5524)
    2781 files have been updated.
```

◆ 8. SPMの設定

　　SPMを気持ちよく動かすために，あともう1つだけ作業をしましょう．
　　SPMの統計部分に関して，MATLABがどれだけメモリを使ってよいかという設定があります．
　　MATLABのコマンドウィンドウから，次のようにタイプして下さい．

```
>> edit spm_defaults.m
```

　　そうすると，MATLABのエディタが立ち上がります．
　　71行目あたりに，"defaults.stats.maxmem" があると思います．デフォルトでは，これが2^{26}となっているかと思います．これはSPMが統計処理に使うメモリの最大量が2^{26} = 67,108,864バイト = 64MBとなり，どんなにメモリを積んでいてもSPMは統計のときにこれ以上のメモリを使うことができなくなります．したがって，メモリを4GB以上載せているのなら

[†2]：SPM12からタイトルバーに現在使っているSPMのrevisionが表示されるようになりました．

ば，2^31としてあげましょう（図2-12）．そうすると，SPMは統計処理の際にメモリを2GB使用することができるようになります．なお，前処理の際に使われるメモリはこの値によりません．

図2-12：spm_defaults.mの設定

2.5 サンプルデータ

　前項（p.16「2.4　SPMのインストール」）では，SPMをインストールしました．本書では，SPMを使って実際に画像解析を行っていきます．そのためにサンプルデータを準備しました．自分のデータがない方は，こちらをお使い下さい．データは付属のDVD-ROMにあります．

　画像解析では，データがたくさん生成されます．そのため，最初にデータを置くフォルダをきちんと決めておかないと，後で探すのが大変です．自分のルールがきちんとできてさえすればいいのですが，本書では以下のようにしたいと思います．今後，そこにデータがあると仮定して話を進めていきます．

　Windows：Cドライブの直下のimg_dataフォルダ（C:¥img_data）
　Mac OSX：ホームフォルダの下のimg_dataフォルダ（/Users/ユーザ名/img_data）

　付属DVD-ROMにはVBM_textbook_Data.zipというファイルが収載されています．このファイルをデスクトップにコピーしてください．その後，Windowsの方はファイルを右クリックして，「すべて展開…」を選択，Macの方はファイルをダブルクリックして展開します．展開されるファイルは約9GBになりますので，しばらく展開に時間がかかります．辛抱強くお待ちください．

　なお，注意していただきたいことは，ご自身で解凍ソフト（Winzip, Lhaplus, Lhazなど）をインストールしている場合，ZIPファイルを右クリックしても「すべて展開…」と出てこないことがあります．そのような場合には，お使いの解凍ツールを使って展開してください．

　展開されたファイルには，図2-13のようにDataフォルダとscriptフォルダが入っています．

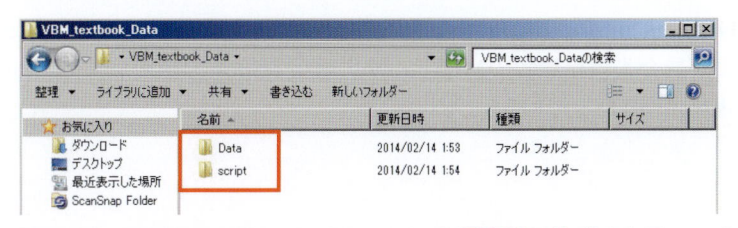

図2-13：VBM_textbook_Data.zipを展開時に作成されるフォルダ

Data フォルダ：Data フォルダには，Chapter3_data，Chapter4_data，Chapter5_data の3つのフォルダが入っています．この3つのフォルダを先ほど設定したフォルダ（Windowsの方は"C：¥img_data"，Macの方は自分のホームフォルダの下のimg_data）の中に移動します．Windowsの方は図2-14のように，Macの方は図2-15のようになれば，適切な場所に保存されたことになります．

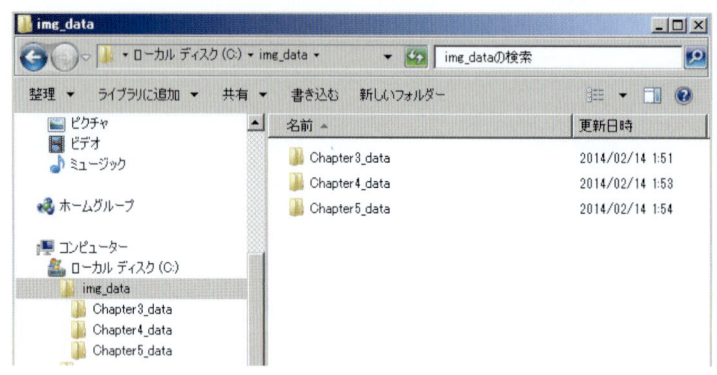

図2-14：サンプルデータをC：¥img_dataに保存（Windows）

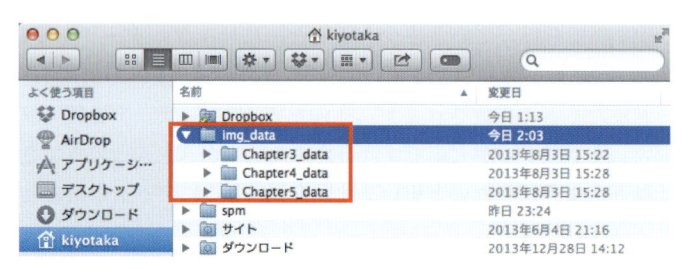

図2-15：サンプルデータをホームフォルダの下のimg_dataに保存（Mac）

script フォルダ：この中にauto_reorient.mというファイルがひとつだけ入っています．このファイルをSPM12のフォルダ（Windowsの場合は"C：¥spm¥spm12"，Macの場合は"/Users/ユーザ名/spm/spm12"）にコピーしてください．

なお，MRIデータは，MRIスキャナからはDICOM形式のデータで取り出してきて，それをNIfTI形式に変換することから始めるのですが，ページ数の都合のため，ここではその方法は割愛します．

なお，本例のサンプルデータは，以下のようになります．

第3章：日本人30代の健常ボランティアの3次元MRI T1強調像（名前を匿名化してあります）．

第4，5章：The Center for Biomedical Research Excellence（COBRE）で公開されている健常者および統合失調症患者のMRIデータ．http://fcon_1000.projects.nitrc.org/indi/retro/cobre.htmlから入手できます．

第3章

SPMの動作の基本

第3章 SPMの動作の基本

3.1 SPMのウィンドウ構成

　サンプルデータも準備できましたので，ここで，SPMの動作の基本を学びましょう．普通のプログラムとは使い方が異なりますので，慣れるには少し練習が必要です．

　それでは，SPMを起動してください．MATLABのコマンドウィンドウから，

```
>> spm
```

と入力すると，SPMが起動します．PET&VBMをクリックしてください．そうすると，図3-1のような画面になります．

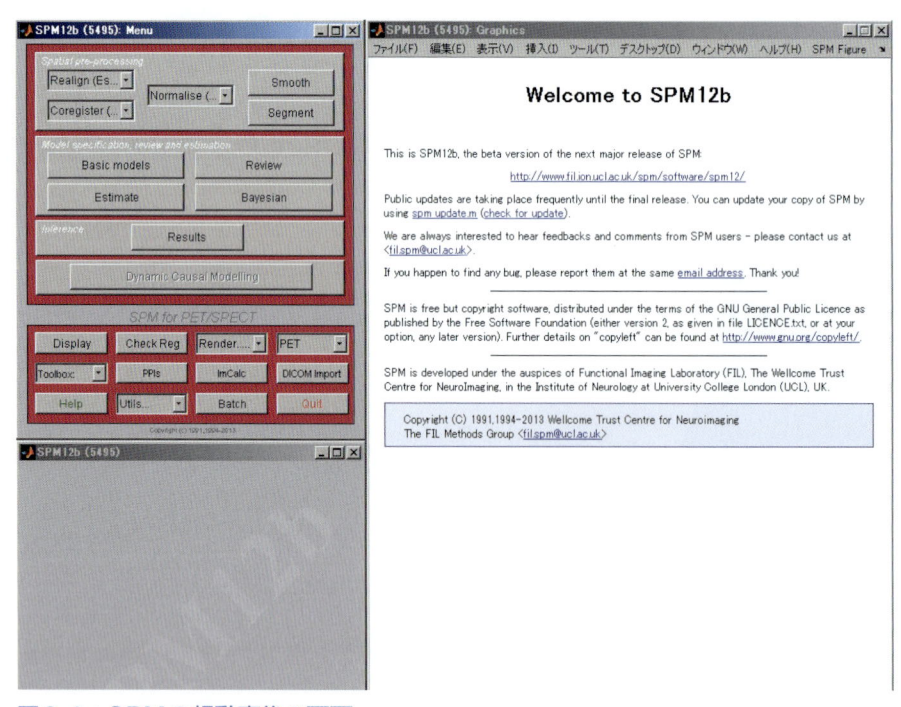

図3-1：SPMの起動直後の画面

　SPMは3つのウィンドウから構成されています．左上のウィンドウはメニュー（Menu）ウィンドウで，さまざまなメニューから構成されています．左下のウィンドウには処理過程が表示されます．右のウィンドウはグラフィックス（Graphics）ウィンドウと呼ばれ，処理結果が表示されます．

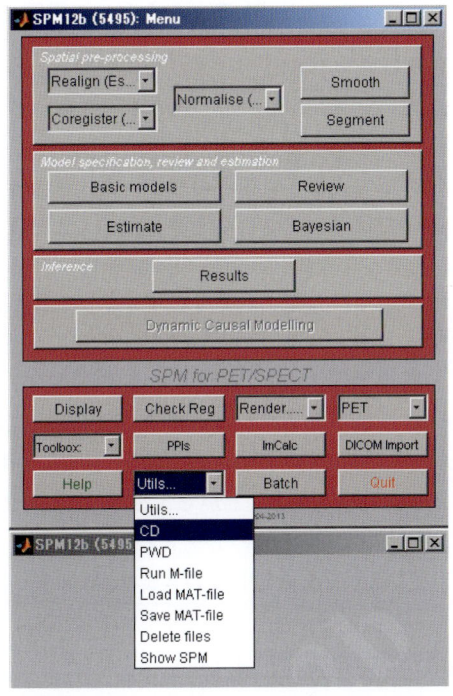

3.2 作業ディレクトリの設定

　SPMに慣れる第一歩は，ディレクトリ[†1]の移動とファイル選択です．このコツがつかめると，操作がぐっと楽になります．したがって，まずは作業ディレクトリ（working directory）の設定の方法から学びましょう．SPMでは，さまざまな出力結果を作業ディレクトリに保存するため，作業ディレクトリの概念に慣れることはとても重要です．作業ディレクトリを選択するには，メニュー（Menu）ウィンドウ（左上の画面）の下の方にある"Utils...（Utilitiesの略です）"から CD を選びます（図3-2）．CDはChange Directoryの略です．

[†1]：フォルダと同義語です．SPMではディレクトリと表現することが多いので，SPMの解説ではディレクトリで統一します．

図3-2：作業ディレクトリの設定

　そうすると，図3-3のような画面になります．

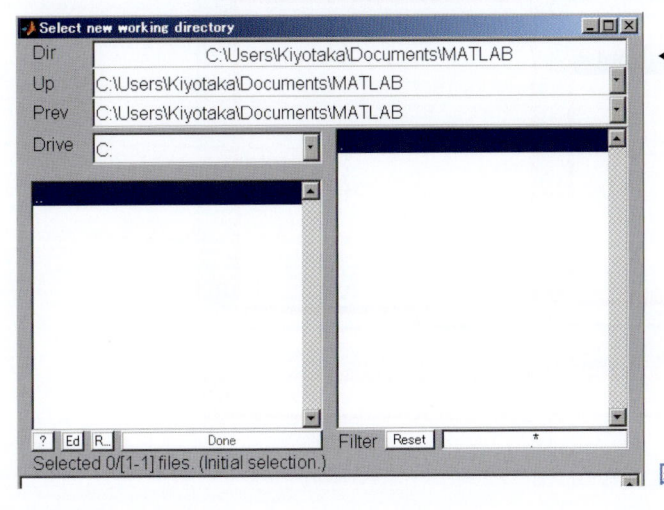

←日本語のOSでは，C:¥と表示されますが，海外のOSでは，C:\と表示されます．

図3-3：ファイル選択ウィンドウ

上から順に見ていきます．"Dir"は現在の作業ディレクトリです．今の場合，C:\Users\Kiyotaka\Documents\MATLABとなります．Windowsの場合，これは「ドキュメント」フォルダの下にあるMATLABフォルダのことです．

続いて，"Up"です．右側にある▼をクリックするとわかりますが，現在の作業ディレクトリの上のディレクトリが一覧で表示されます（図3-4）．

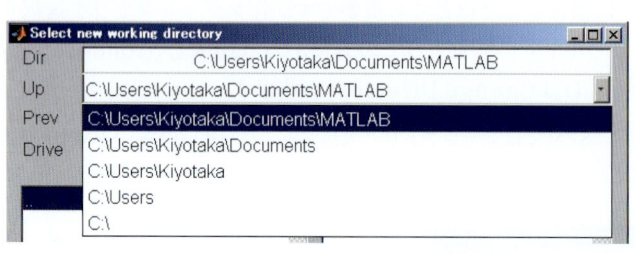

図3-4：Upで表示される作業ディレクトリの階層

これによって，上のディレクトリをすぐに選択できますね．

その下にある"Prev"は，以前に選択したディレクトリが表示されます．これについては後ほど解説します．

"Prev"の下にある"Drive"はWindowsのみで表示されるものです．Windowsではここを使ってドライブを移動します．MacやLinuxではドライブという概念はありませんので，これは表示されません．

また，その下には3つのペイン（小窓）があります．左側のペインはディレクトリを移動するためのペインです．右側のペインは，必要なものを選択するためのものです．選択したものは，一番下のペインに表示されます．

今，左のペインに目を向けると，ドットが2つ（..）あるのが見えます（図3-5）．これはUNIX系のOSではよく見る表現なのですが，ドット2つは「上のディレクトリ」を意味します．つまり，ドット2つをクリックすると，その上のディレクトリに行くことができるということです．また，ドット1つ（.）は，「現在のディレクトリ」を意味します．このドット2つとドット1つを上手に使うことで，ディレクトリを移動し，作業ディレクトリを設定していきます．

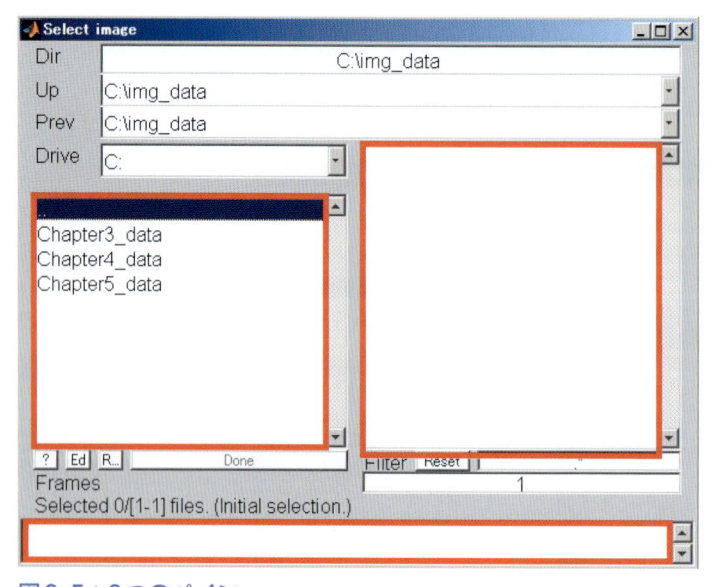

図3-5：3つのペイン

それでは，具体的に作業ディレクトリを変えてみましょう．Windowsでは，C:\img_data，Macでは/Users/ユーザ名/img_dataに移動します．Windowsでは，"Up"を使って，C:\を選択しましょう．そうすると，左側のペインにC:\の直下にあるディレクトリが一覧表示されます．下の方にスクロールすると，img_dataが見つかります（図3-6）．

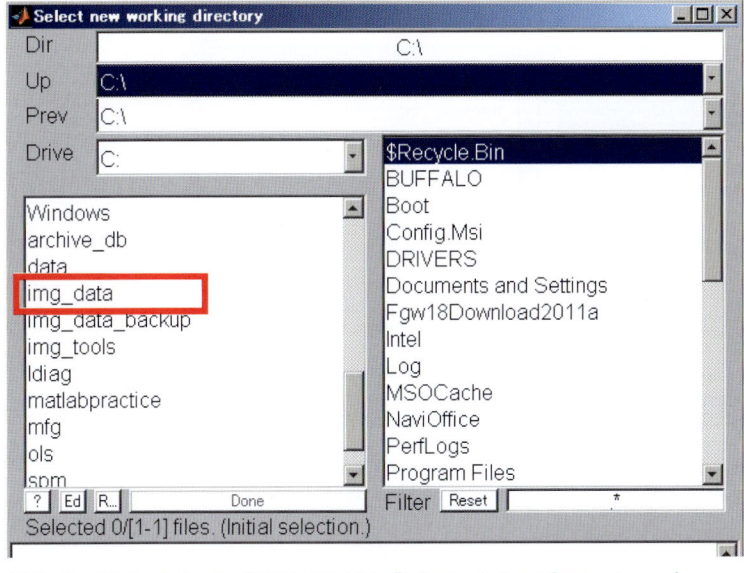

図3-6：左のペインに表示されるサブディレクトリ（Windows）

Macでは，"Up"を使って，/Users/ユーザ名を選択しましょう．そうすると，左側のペインに/Users/ユーザ名の直下にあるディレクトリが一覧表示されます．下の方に，img_dataが見つかります（図3-7）．

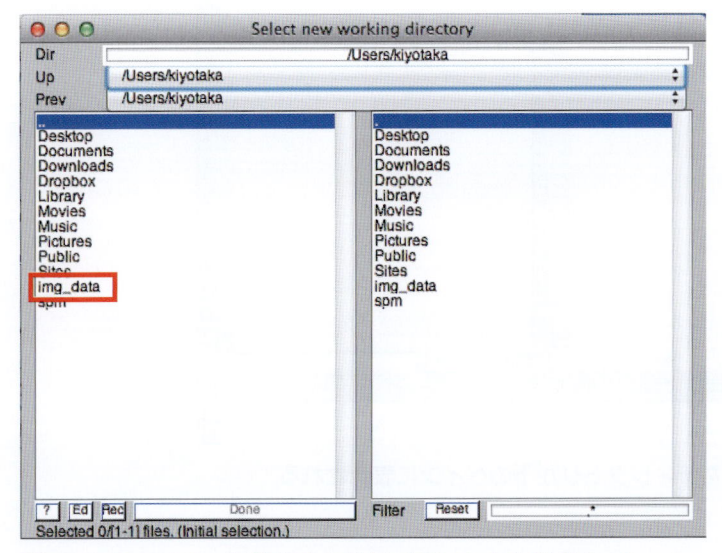

図3-7：左のペインに表示されるサブディレクトリ（Mac）

3.2　作業ディレクトリの設定　　29

ここで，img_dataをクリックすると，図3-8のようになります．ここで大事なのは，右側のペインにあるドット1つ(.)です．

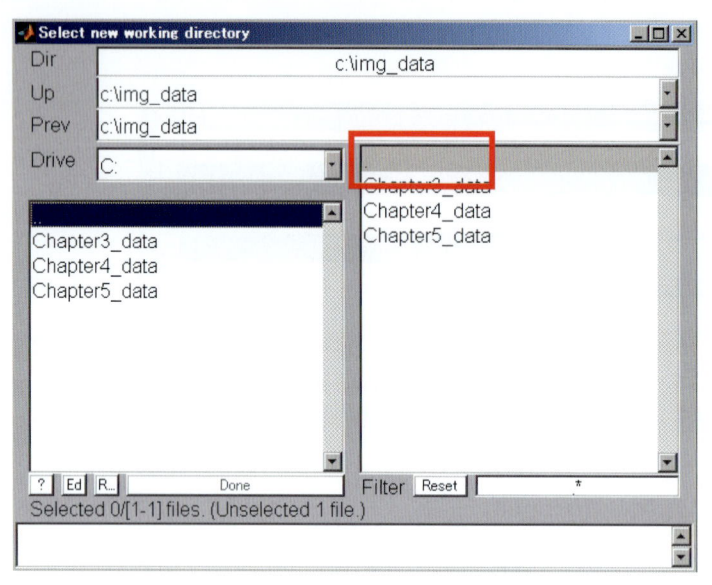

図3-8：右のペインに表示されるドット1つは「現在のディレクトリ」を意味

このドット1つをクリックすると，図3-9のように一番下のペインに新しい作業ディレクトリになるはずのディレクトリが表示されます．

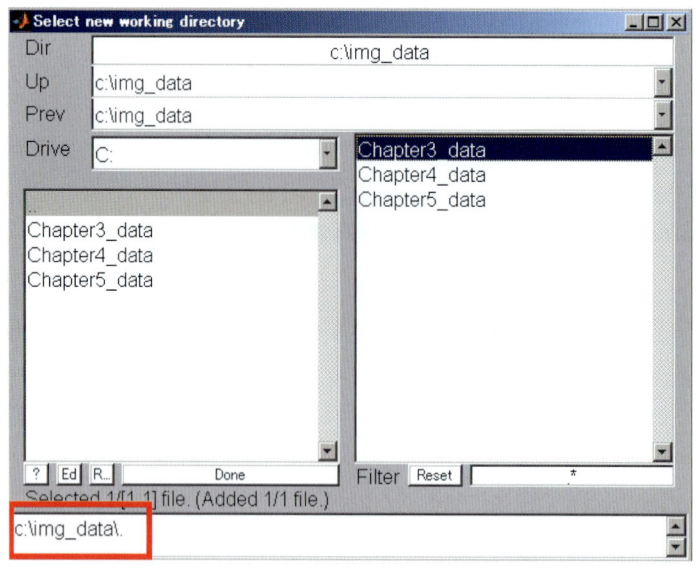

図3-9：選択したディレクトリが下のペインに表示される

今の場合，c:\img_data\. となっています．これは，「Cドライブの下のimg_dataディレクトリの現在のディレクトリ」という意味です．ちょっと冗長ですが，この方法で選択していくのが最も間違いないので，この方法に慣れるのがいいと思います．もし，間違ってしまったら，もう一度下のペインのディレクトリ名をクリックすると消去されますので，再度正しいディレクトリを選択します．正しいディレクトリを選択できたら，一番下のペインの上にある"Done"をクリックしてください．そうすると，MATLABのウィンドウに，

```
SPM12: CD                22:46:02 - 03/06/2013
========================================================
   ~ - SPM12: CD -------------------------------------
   New working directory:
      C:\img_data
   --------------------------------------23:21:18 - 03/06/2013
```

のように表示され，新しく作業ディレクトリが設定されたことがわかります．

3.3　画像の表示

それでは，SPMを使ってNIfTI画像を表示してみましょう．メニュー（Menu）ウィンドウにあるDisplayボタンをクリックします．すると，図3-10のような画面になります．

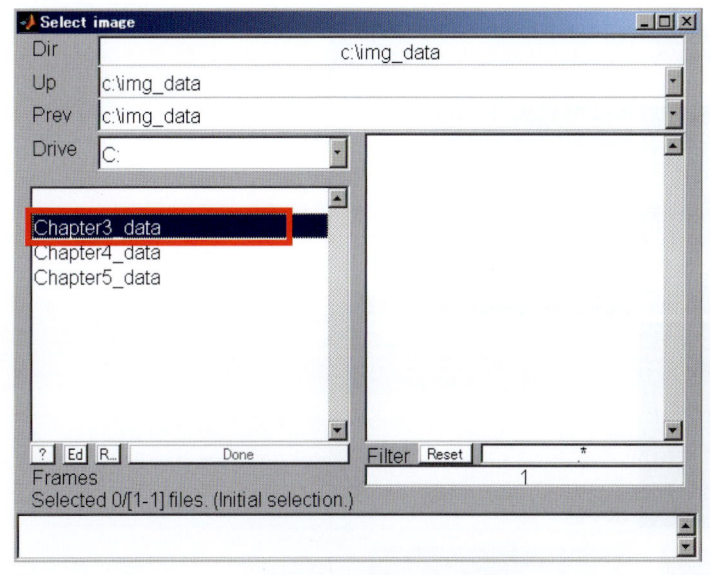

図3-10：左のペインでChapter3_dataを選択

ここで，左側のペインでChapter3_dataをクリックし，右側にあるv001.niiをクリックし，Doneをクリックします（図3-11）。

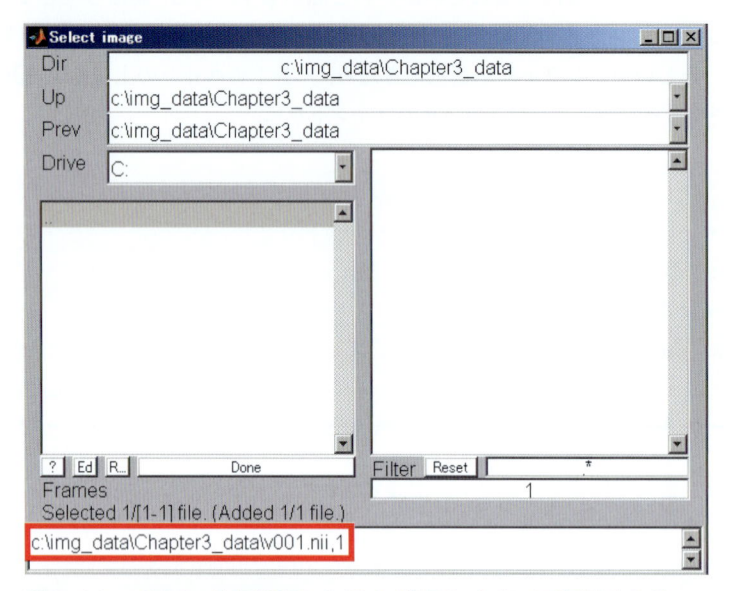

図3-11：v001.niiを選択したことが下のペインに表示される

そうすると，SPMのグラフィックス（Graphics）ウィンドウに画像が表示されます（図3-12）。

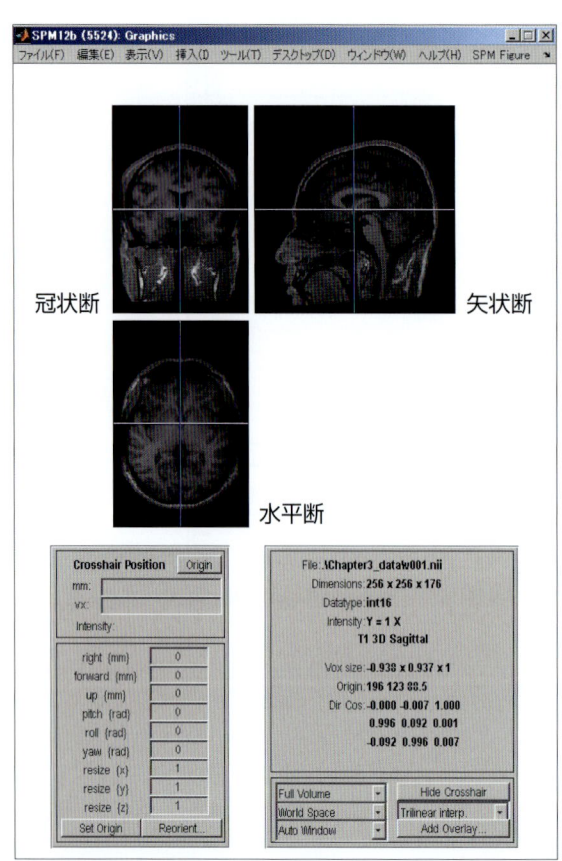

図3-12：グラフィックスウィンドウに表示されたMR画像

画像が正しいフォーマットならば，画像は以下のように表示されます．
- 左上には冠状断像が表示され，頭頂部が画像の上側にあり，頭の左側が画像の左側に表示されます．SPMでは，一般的な放射線画像（L is R）と違い，被験者の左側が画像でも左側に表示される（L is L）ので注意が必要です．
- 左下には水平断像が表示され，前頭部が画像の上にあり，頭の左側が画像の左側に表示されます．
- 右上には矢状断像が表示され，前頭部が画像の左側に表示され，頭頂部が画像の上側に表示されます．被験者を左側から見ているようになります．

この3方向からの画像の下には，いくつかのパネルが表示されています．左にあるパネルには，十字線の交点がある位置および交点においての画像の信号値が表示されます．その下には，画像の位置合わせをするための入力画面があります．この画面でAC-PCラインを合わせていきます．

3.4 AC-PC位置合わせ

画像解析を行う際，画像の原点を適切な位置に設定することはとても重要です．画像解析ソフトの多くは，脳形態を認識しているのではなく，画像の原点に特定の構造物があることを仮定し，解剖学的標準化や灰白質の分割化などを行っています．したがって，画像の原点が本来の位置より遠く離れていると処理が正しくなされないことになります．SPMでは，画像の原点を前交連（anterior commissure：AC）に設定し，画像を前交連−後交連（posterior commissure：PC）ラインに平行になるようにすることが基本となっています．図3-13にAC-PCラインを示します．前交連は赤で示され，後交連が黄色で示されています．AC-PCラインは，図3-13に示すように，ACの上端から出発し，PCの真ん中を通ります．

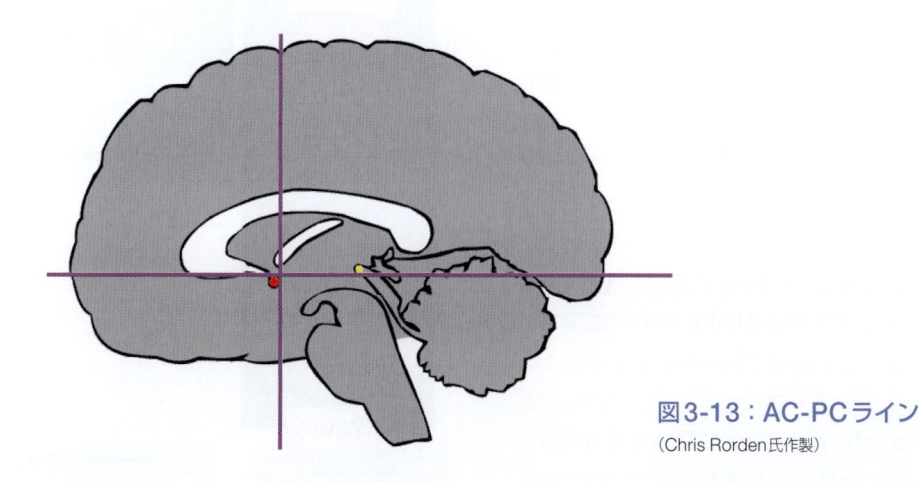

図3-13：AC-PCライン
（Chris Rorden氏作製）

それでは，SPMで画像の原点をACに設定し，画像をAC-PCラインに平行になるように合わせていきましょう．グラフィックス（Graphics）ウィンドウの左下にある"Crosshair Position"のすぐ右側にあるOriginボタンをクリックします（図3-14）．

そうすると，それまで，画像の中心にあった青い線の交点が脳の後ろの方に移動するのがわかります（図3-15）．

図3-14：Originボタン

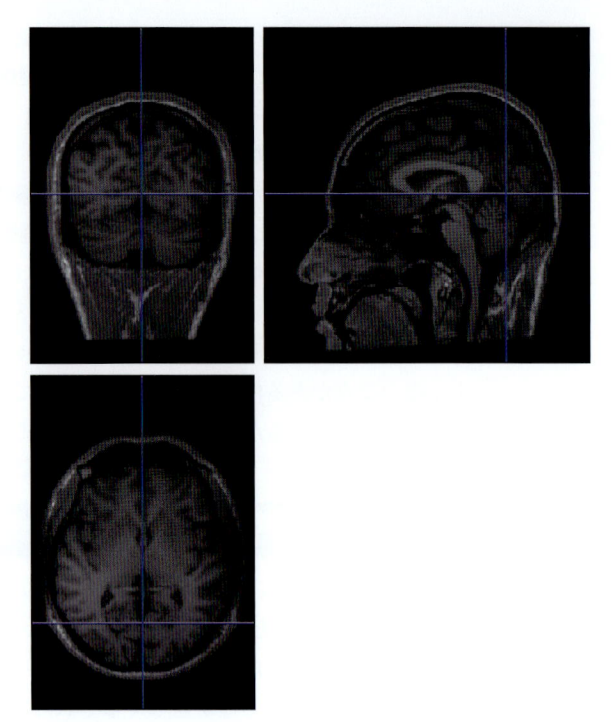

図3-15：青い線の交点が，現在設定されている画像の原点（origin）

　現在のこの交点が，この画像の「原点（origin）」です．この原点をACに合わせていくわけです．合わせ方はいくつかありますが，簡単な方法をお伝えします．

　画像上をクリックしながら，ACと考えられる部分が交点に来るようにします．次に画像がAC-PCラインに平行になるように角度を設定します（サンプルデータはAC-PCラインに平行となっているので以下の設定を特にしなくてかまいません）．そのためには，pitch, roll, yawに数値を入れてきます．ただ，ここの単位は度（°）ではなく，ラジアン（radian：rad）です．PitchはX軸を中心に画像を回転します（矢状断での角度ととらえるとよいでしょう）．Rollは，Y軸を中心に画像を回転します．この場合は，冠状断で頭が左右に回転します．Yawは，Z軸を中心に画像を回転します（図3-16）．

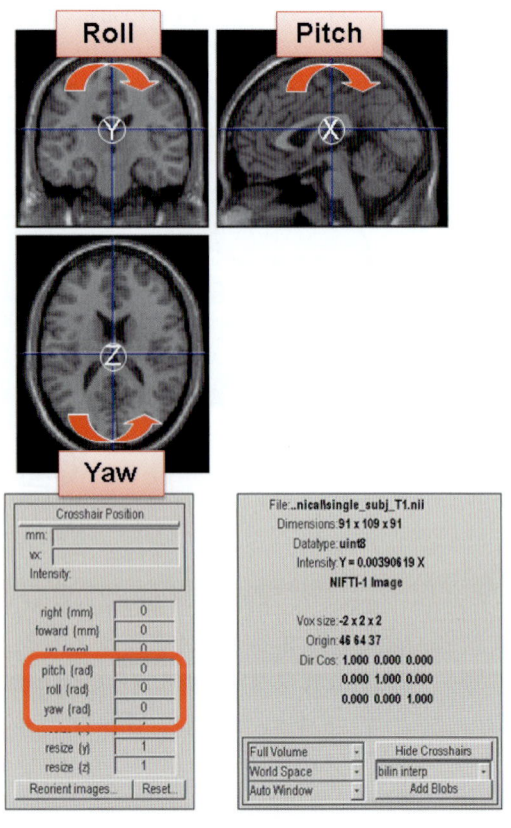

図3-16：Pitch, Roll, Yaw

34　第3章　SPMの動作の基本

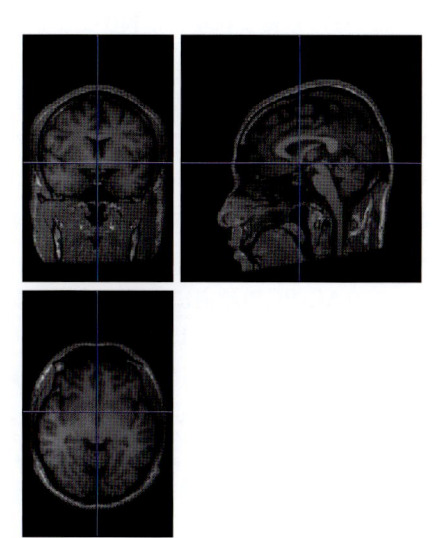

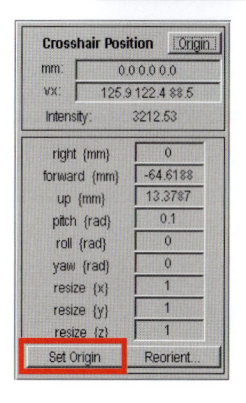

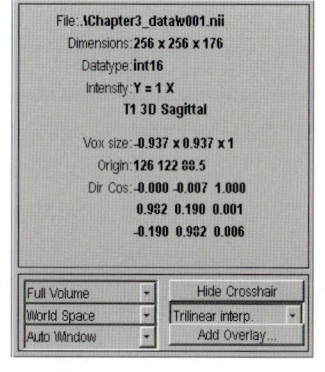

そうしたら，画面の一番下にある"**Set Origin**"をクリックします．そうすることで，交点が原点として一時的に設定されます（図3-17）．

図3-17：Set Originで新たな原点を設定（まだ保存されてはいないことに注意）

ただ，このままでは新しい原点の情報が一時的に保存されただけです．この情報を保存するために，"**Set Origin**"の右側にある"**Reorient...**"ボタンを用います．これをクリックすると，図3-18のような画面になります．

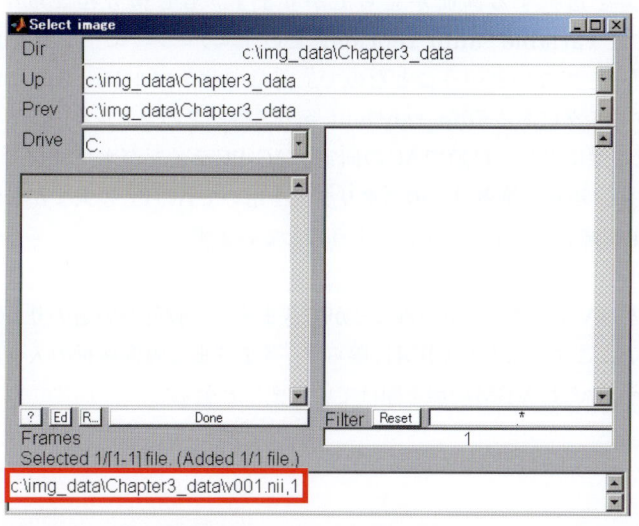

図3-18：Reorientで原点を設定する画像を指定

3.4 AC-PC位置合わせ　　　　　　　　　　　　　　　　　　　　　　　　　　　　　　　　35

ここで，下のペインにv001.niiがすでに選ばれていることを確認して，**Done**をクリックすると，"Do you want to save reorientation matrix?"というダイアログが出ます．もし，移動の情報を保存したい場合は**Yes**とします．特に必要ない場合は**No**とします．これで原点の情報が更新されてACに設定され，reorientation matrixを保存するオプションを選択すると，移動・回転の情報を保存したmatファイルも保存されます．なお，ここでは複数の画像を選択することができます．つまり，複数の画像に対して一度に同じパラメータでの平行移動と回転を行うことができるということです．ある施設のMRIスキャナで撮影した場合，頭の傾きはたいてい同じような角度になります．技師さんのクセが表れるのでしょう．そのような場合に同じ角度を全例に適用するようなことができます．

ここまでいろいろ書いてきましたが，このAC-PCの設定についてはそこまで神経質になる必要はありません．SPMの開発者の一人，John AshburnerはVBMチュートリアルというドキュメントにおいて，前処理をする画像はSPMに付いているテンプレートから距離にして約5cm 以内，角度は約15°以内になっていれば大きなエラーは起きないと述べています．実際，平行移動よりも傾きが適切に補正されていないことでエラーが出ることを経験するため，被験者がテンプレートに比べていずれかの方向に傾きすぎていないかということは十分に検討することが必要です．

3.5 MATLABスクリプトを用いた半自動AC-PC補正プログラム

前項（p.33「3.4 AC-PC位置合わせ」）で説明したDisplay機能を用いた被験者画像の回転と平行移動は時間を要するものです．できるだけ時間は節約したいですよね？ Carlton Chu氏がこの位置合わせを半自動で行うスクリプトをSPMのメーリングリストで発表しました（https://www.jiscmail.ac.uk/cgi-bin/wa.exe?A2=SPM;5819d056.0810）．このスクリプトには若干のバグがあったため，それを修正し，SPM12でも動くことを確認したものを筆者のウェブサイトで公開しています（http://www.nemotos.net/?p=281）．使用方法はいたって簡単です．MATLABのコマンドウィンドウから，

```
>> auto_reorient
```

とタイプすると，画像を選択する画面が立ち上がります．もし何も起こらなかったり，Undefined function or variable "auto_reorient"というエラーメッセージが表示されたら，まだスクリプトをコピーしてないということなので，前章のサンプルデータのコピーを見てDVD-ROMのscriptフォルダにあるauto_reorient.mをSPM12のフォルダ内にコピーして下さい．ここで選択した画像に対し，自動でACの同定とAC-PCラインが水平になるような脳の傾きの補正が行われます．現在，筆者はこのスクリプトを用いてAC-PCの大まかな位置合わせを行い，その後，1例1例確認して微調整を行うようにしています．

ここまで来たら，あとはVBMに取りかかることができます．比較的長い道のりと思われたかもしれません．しかし，ここまで来たらVBMに限らず，さまざまな画像解析の入り口に到達したことになるのです．それでは，VBMの扉を開けていきましょう．

第4章

VBMの概要と前処理

第4章 **VBMの概要と前処理**

4.1 VBMとは

　脳形態は加齢や種々の精神神経疾患により変化することが知られており，これまでに多くの研究が行われてきました．その多くは海馬や脳室など，領域をはっきり特定しやすい部位に関心領域を設定し，頭蓋内容積で補正した体積を測定するという手法（関心領域：regions of interest法）を採用しています．しかし，脳の領域の中には目で見て特定することが困難である領域も多く，それらの領域では疾患により容量の低下があったとしても，見過ごされてきた可能性があります．

　Voxel-based morphometry（VBM）は，特定の領域ではなく，全脳を対象に灰白質・白質の密度や体積をボクセルごとに探索的に評価する手法で，近年広く用いられるようになってきています．VBMは大きく分けて，灰白質・白質を抽出する前処理（preprocessing）と統計的推測を行う部分に分かれます．

　VBMの流れを図4-1に示します．まず，3次元T1強調像を灰白質，白質，脳脊髄液に分割化（segmentation）します．次に，統計にかけるために，個々人の脳画像を同じ形態に変形します．このことを解剖学的標準化（spatial normalisation）と言います．解剖学的標準化は線形変換（linear registration）と非線形変換（nonlinear registration）からなり，非線形変換のことをwarpingと言うこともあります．そして，標準化された画像に対して平滑化（smoothing）を行うことで，各々のボクセルの値を正規分布に近づけ，解剖学的標準化で吸収しきれない個人差を減らします．

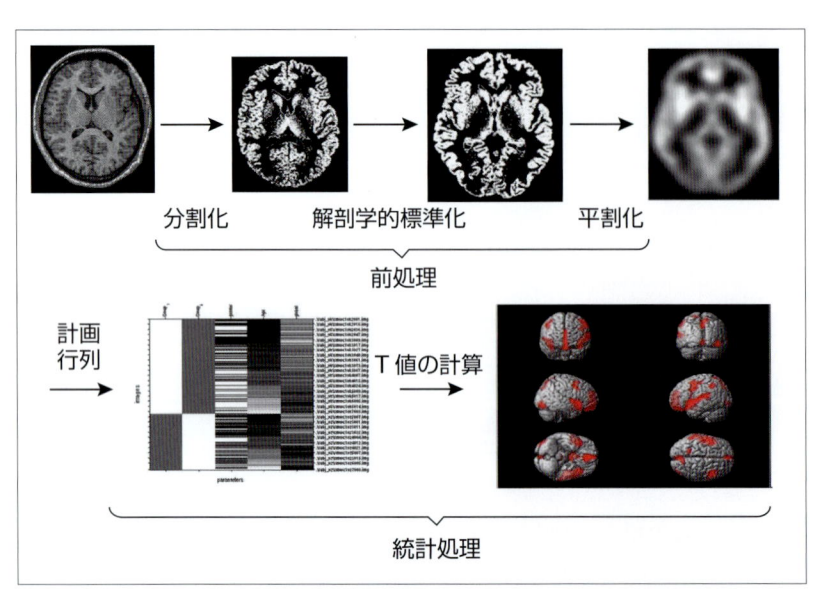

図4-1：VBMの概要

標準化，分割化，平滑化の前処理が終わった後，最後にボクセルごとの統計解析を行います．VBMはともすると前処理にばかり関心が向きがちですが，前処理は文字通り「事前の処理」で，VBMの核心部分は，統計的推測にあります．この統計的推測のために，信号値の正規化（global normalisation）を行い，その後，一般線形モデルを用いて計画行列（design matrix）を作成し，ボクセルごとの統計的検定を行います．その結果を脳表像に投影したり，断層像に重ね合わせたりすることで直感的に理解しやすい結果表示を行います．

いろいろ説明してきましたが，VBMは「習うより慣れろ」という側面もあります．次項から早速VBMの前処理に取りかかっていきましょう．なお，本章で扱うデータはサンプルデータのChapter4_dataに収録されています．ここには4つのサブフォルダがあり，その中には以下のファイルが収録されています．

- 01_segment：「4.2　分割化」（p.39）で使う画像（v001.nii）
- 02_dartel：「4.3　DARTEL」（p.50）で使う灰白質画像（c1），白質画像（c2），DARTEL取り込み用の灰白質画像（rc1），（rc2）
- 03_templates：「4．DARTEL（テンプレートがすでにある場合）」（p.56）で用いるテンプレート
- 04_batch：「4.4　バッチ（Batch）処理」（p.61）に使うファイル（v001.nii）

4.2　分割化

前項（p.38「4.1　VBMとは」）でVBMの概要について説明しました．実際にサンプルデータを用いてVBMの前処理の第1段階である分割化に取りかかっていきましょう．

最初に，作業ディレクトリをc:\img_data（Win）もしくは/Users/ユーザ名/img_data（Mac）に移動してください（もし方法がわからない場合は，「3.2　作業ディレクトリの設定」（p.27）を復習してください）．SPMを操作する場合には，作業ディレクトリを設定することから始める習慣をつけておくと，大事なファイルをなくしてしまう大惨事を回避することができます．

分割化を始めるには，SPMのメニュー（Menu）ウィンドウのSegmentをクリックします（図4-2）．

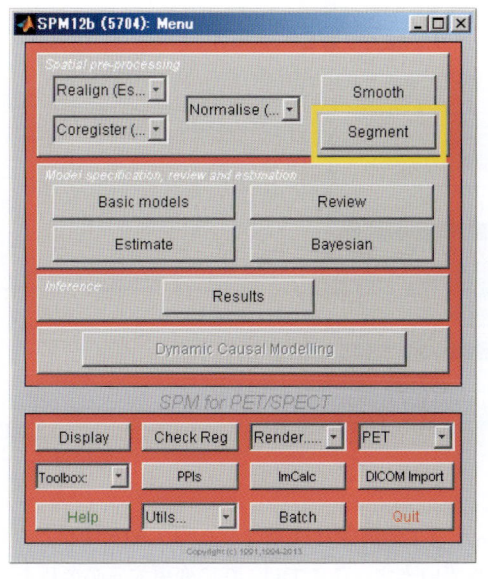

図4-2：Segmentボタンの位置

もう1つの方法は，バッチ（Batch）ボタンをクリックし，そこのメニューから，SPM→Spatial→Segmentと選ぶ方法です（図4-3）．Batchモードは，複数の処理を組み合わせるときに非常に便利ですが，最初は基本の動作を学ぶことが肝心ですので，今はBatchモードを使わず，メニュー（Menu）ウィンドウからSegmentを起動しましょう．

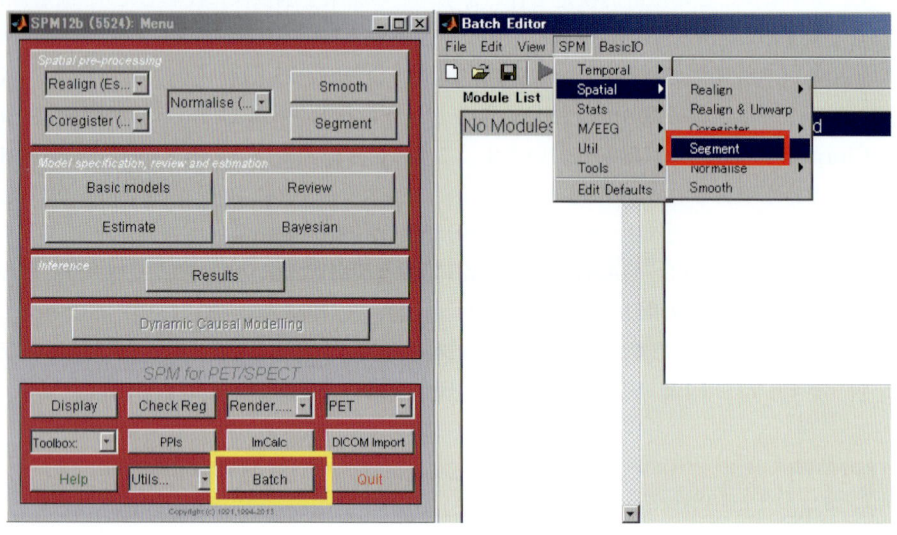

図4-3：BatchモードでのSegment機能の起動

Segmentをクリックすると，図4-4のような画面が現れます．ここにたくさんの設定項目があります．たいていの項目はデフォルトのままでOKですが，ファイルを選択したり，しばしば設定を確認したりする必要のある項目は赤文字で示します．以下で1つ1つ説明していきます．

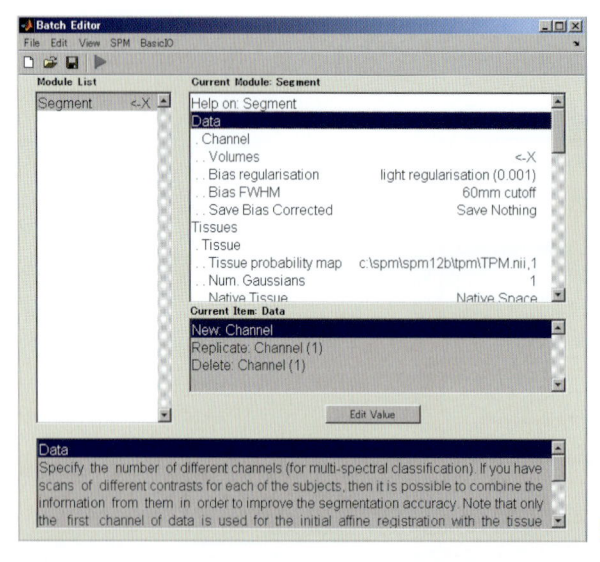

図4-4：分割化の設定画面

Data

. Channel：ここでは紹介しませんが，T1強調像だけではなく，FLAIR像なども使って分割化の精度を高めようとする試みがなされています．ここでは，特に変更する必要はありません．

・・**Volumes**：ここで分割化したい画像を選択します．SPMのメニューでは，<-Xとなっているものはファイルを選択する必要があるという意味です．"Specify..."をクリックし，Chapter4_dataの01_segmentフォルダの中にある**v001.nii**ファイルを選択し**Done**をクリックしてください（図4-5）．

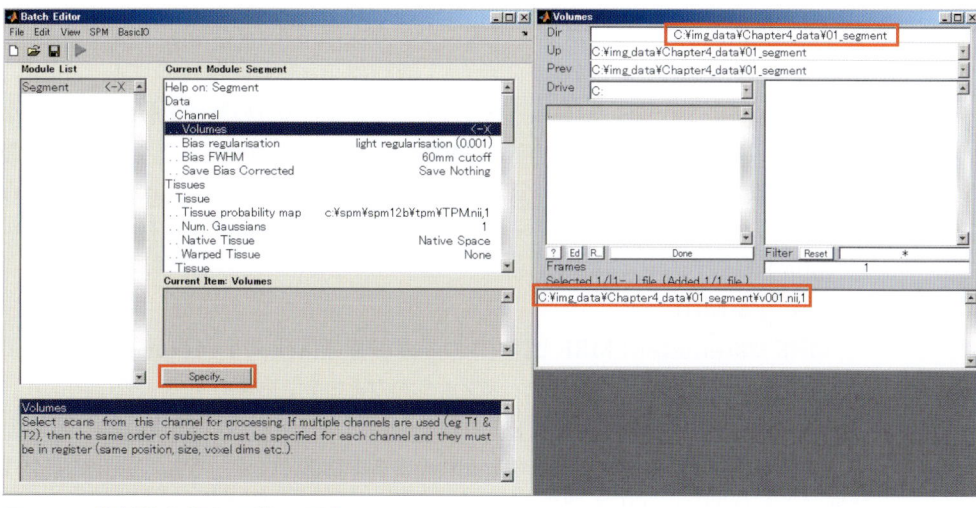

図4-5：分割化を行う画像の選択

・・**Bias regularisation**：regularisationとは，「制限」という意味です．Bias regularisationとは，信号値不均一（MR画像の色調のムラ）に関して補正する際にどの程度制限をかけるかということです．No regularisationは"制限なし"，Heavy regularisationは"強い制限をかける"という意味になります．もし，信号値不均一が非常に少ないならばHeavy regularisationを選択し，非常に強いならばExtremely light regularisationを選択します．個人的な経験では，No regularisationは制限がまったくなくなるため，適切な補正がかからないことがあります．デフォルトのまま（**light regularisation**）で結構です．

・・**Bias FWHM**：FWHMは半値幅といい，不均一補正時に使う平滑化のパラメータです．画像の均一性が高ければ，FWHMは大きくてよく，ムラが大きければFWHMは小さく設定します．これもデフォルトのまま（**60mm cutoff**）で結構です．

・・**Save Bias Corrected**：元画像の信号不均一補正画像を出力するかどうかの設定です．SPM12からは不均一補正画像のみならず，補正パラメータを画像化したBias fieldも保存することができるようになりました．ここでは，どのように補正されたかを後ほど確認したいので，"**Save Field and Corrected**"を選択しましょう．

Tissues

・**Tissue**：ここで，分割化の設定を行います．

・・**Tissue probability map**：組織確率マップの意味です．**TPM.nii**という画像は6つの画像（灰白質，白質，脳脊髄液，頭蓋骨，脳外軟部組織，頭部周囲の空気）から構成されています．TPM.nii,1は灰白質画像を，TPM.nii,2は白質画像を意味します．同時にTPM.nii,3は脳脊髄液，TPM.nii,4は頭蓋骨，TPM.nii,5は脳外軟部組織，TPM.nii,6は頭部周囲の空気です．

・・**Num. Gaussians**：分割化に使う正規分布の数を指定します．デフォルトのまま1[†1]で問題ありません．

[†1]：TPM.nii,1では1，TPM.nii,2では1，TPM.nii,3では2，TPM.nii,4では3，TPM.nii,5では4，TPM.nii,6では2となります．

4.2　分割化

・**Native Tissue**：元画像空間での分割化画像を保存するか，そしてDARTEL（Diffeomorphic Anatomical Registration using Exponentiated Lie Algebra）を行うための画像を保存するかどうかを設定します．解剖学的標準化にDARTELを使いたい場合には，灰白質TPM.nii,1と白質TPM.nii,2に関してはNative + Dartel Importedを選択します．脳脊髄液TPM.nii,3以降に関しては，特別な理由を除いて出力する必要はないと思いますので，Noneとしてもよいのですが，今回はどのような画像になるのか確認するために，デフォルトのままNative Spaceを選択することにします．

・**Warped Tissue**：これは，DARTELを行わない場合の解剖学的標準化を行うかどうかの設定です．DARTELを行う場合には，Noneでよいのですが，そうでない場合は，Modulatedで保存します．Modulatedは，分割化した画像にヤコビ行列式（Jacobian determinant）から得られるパラメータをかけ合わせることにより容量（volume）を保存するというものです．今はNoneとします．

Warping & MRF

・**MRF Parameter**：MRFとはマルコフ確率場（Markov random field）の略で，脳外組織を取り除くためのパラメータです．デフォルトのまま1で結構です．

・**Clean Up**：これも脳外組織を取り除くためのパラメータです．LightとThoroughの2つの選択肢があります．デフォルトのLightのままで結構ですが，もし，脳外組織が残ってしまうようであればThoroughを選択してもよいでしょう．ただ，Thoroughを選んだ場合，ときに脳を削りすぎてしまうことがありますので，注意が必要です．

・**Warping Regularisation**：これは解剖学的標準化の際の制限パラメータです．デフォルトのまま（0 0.001 0.5 0.05 0.2）で結構です．

・**Affine Regularisation**：これは脳に対して解剖学的標準化を行う際に，どのような脳を基準に標準化に制限をかけるかを決めるパラメータです．欧米圏の人々の脳と東アジアの人々の脳を選ぶことができますので，日本人のデータの場合はEast Asian brainsを選択したらよいでしょう．ただし，East Asian brainsでときにエラーになることがありますので，デフォルトのまま（ICBM space template-Europian brains）にします（どちらを選ぶかで大きな変化はありません）．

・**Smoothness**：これは入力するデータがどれだけぼやけている画像かを示す指標と思ってよいでしょう．MRIでは0を指定します．PET・SPECT画像では5mmを指定するとよいと，ヘルプに記載されています．

・**Sampling distance**：分割化をする際に，SPMは画像のすべての信号を使うわけではなく，ある一定の間隔でデータをサンプリングし，評価します．このサンプリングの間隔を決めるのがSampling distanceです．デフォルトの3とは，3mm間隔でデータをサンプリングするということです．小さくすればより細かい評価をすることになりますが，時間はそれだけ多くかかることになります．デフォルトでよいでしょう．

・**Deformation Fields**：Deformation fieldsは変形場画像と訳すことができるかと思います．この変形場画像には，解剖学的標準化のパラメータが保存されます．MR画像を標準化した設定をそのまま使ってPET/SPECT画像を標準化したいようなときに便利ですが，今はデフォルトのままNoneで大丈夫です．

以上をまとめると，以下のような設定になるかと思います（Windowsの場合）．1つ1つ再確認してみてください．デフォルトから変更したものについては赤字となっています．

. Channel
  . . Volumes   c:\img_data\Chapter4_data\01_segment\v001.nii
  . . Bias regularisation   light regularisation (0.001)
  . . Bias FWHM   60mm cutoff
  . . Save Bias Corrected   Save Field and Corrected
Tissues
. Tissue
  . . Tissue probability map   c:\spm\spm12\tpm\TPM.nii,1
  . . Num. Gaussians   1
  . . Native Tissue   Native + Dartel Imported
  . . Warped Tissue   None
. Tissue
  . . Tissue probability map   c:\spm\spm12\tpm\TPM.nii,2
  . . Num. Gaussians   1
  . . Native Tissue   Native + Dartel Imported
  . . Warped Tissue   None
. Tissue
  . . Tissue probability map   c:\spm\spm12\tpm\TPM.nii,3
  . . Num. Gaussians   2
  . . Native Tissue   Native Space
  . . Warped Tissue   None
. Tissue
  . . Tissue probability map   c:\spm\spm12\tpm\TPM.nii,4
  . . Num. Gaussians   3
  . . Native Tissue   Native Space
  . . Warped Tissue   None
. Tissue
  . . Tissue probability map   c:\spm\spm12\tpm\TPM.nii,5
  . . Num. Gaussians   4
  . . Native Tissue   Native Space
  . . Warped Tissue   None
. Tissue
  . . Tissue probability map   c:\spm\spm12\tpm\TPM.nii,6
  . . Num. Gaussians   2
  . . Native Tissue   None
  . . Warped Tissue   None
Warping & MRF
. MRF Parameter   1
. Clean Up   Light Clean
. Warping Regularisation   1×5 double
. Affine Regularisation   ICBM space template - European brains
. Smoothness   0
. Sampling distance   3
. Deformation Fields   None

こう見ると，設定を変更しなければいけないところはそう多くはないことがわかります．

設定が終わると，図4-6に示すように，実行ボタン ▶ が緑色に変化します．ここをクリックすると，分割化を始めることができるのですが，その前にその左側にあるフロッピーディスクのアイコン 💾 をクリックして設定を保存しましょう．

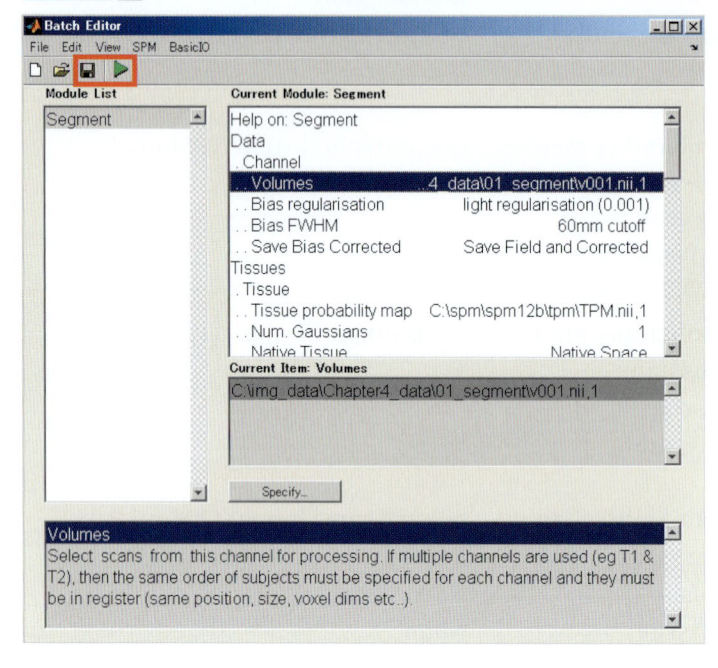

図4-6：保存ボタンと実行ボタン

保存は，2通りの形式，mat形式とm形式で保存することができます．mat形式で保存すると構造体配列で保存され，MATLABでのみ読み込むことができるようになります．一方，m形式で保存すると，MATLABスクリプト形式で保存します．この場合，テキストエディタで編集することができます．いろいろ編集したいと思われる方はm形式がよいかと思いますが，そうでなければ，デフォルトのmat形式で保存してよいでしょう．今の場合，segment_settings.mat というファイル名で保存しましょう（図4-7）．そうすると，特に保存ディレクトリを指定しなければ，作業ディレクトリ（今の場合はimg_dataディレクトリ）に保存されます．

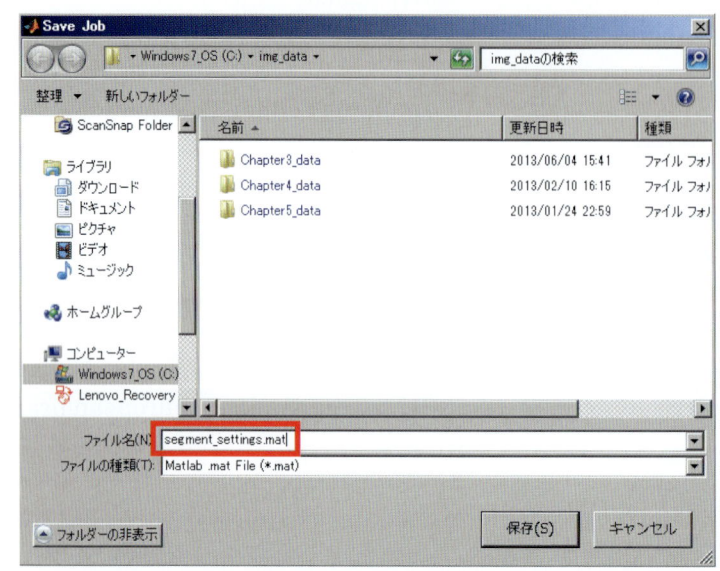

図4-7：設定パラメータの保存

このようにすることで，今回の設定が保存され，後でいつでも呼び出すことができます．読み込みは，フロッピーディスクのアイコンの左側にある「開く」アイコン📂を用います．これは他のプログラムなどと同じです．画像解析の研究は，しばしば同じ設定で複数回処理を行うことがあります．そんなとき，設定を保存しておくことで，ヒューマンエラーを起こすことなくまったく同じ設定で解析を行うことができます．そのため，常に設定を保存する習慣を付けるようにしましょう．

ここまで作業すると，あとは分割化を実行するだけです．緑になっている**実行ボタン**▶をクリックしましょう．SPMの左下のウィンドウが，**図4-8**のようになれば，無事に分割化がスタートしたことになります．

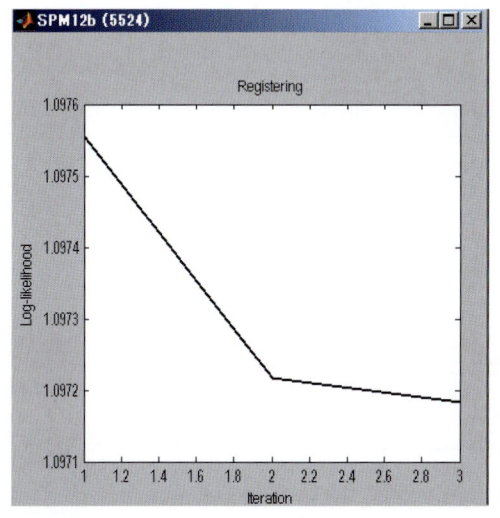

図4-8：分割化開始直後のSPMの左下ウィンドウ

分割化は比較的高性能のパソコンでも1例あたり15分程度かかりますので，しばらく待ちましょう．もし共用パソコンなどで多数例の処理をする場合は，他の人が触らないように，「SPM解析中．さわらないでください！」などのメッセージをディスプレイに貼っておくのもひとつです．

終わりましたら，Chapter4_dataフォルダの01_segmentの中を見てみましょう．そうすると，以下のようなファイルができているはずです（**図4-11, 13, 15**）．簡単に説明しましょう．

BiasField_v001.nii	信号値不均一補正のパラメータを画像化したもの
c1v001.nii	灰白質画像
c2v001.nii	白質画像
c3v001.nii	脳脊髄液画像
c4v001.nii	頭蓋骨画像
c5v001.nii	脳外軟部組織画像
mv001.nii	信号値不均一補正後の画像
rc1v001.nii	DARTEL用灰白質画像
rc2v001.nii	DARTEL用白質画像
v001.nii	元画像
v001_seg8.mat	分割化に用いられたパラメータ

これらのファイルを実際に見ていきましょう．

まずは，分割化された画像を見ていきます．複数のファイルを同時に確認するときには，"CheckReg" が便利です．メニュー（Menu）ウィンドウで，Displayの右側にあるCheckReg をクリックしてください（図4-9）．

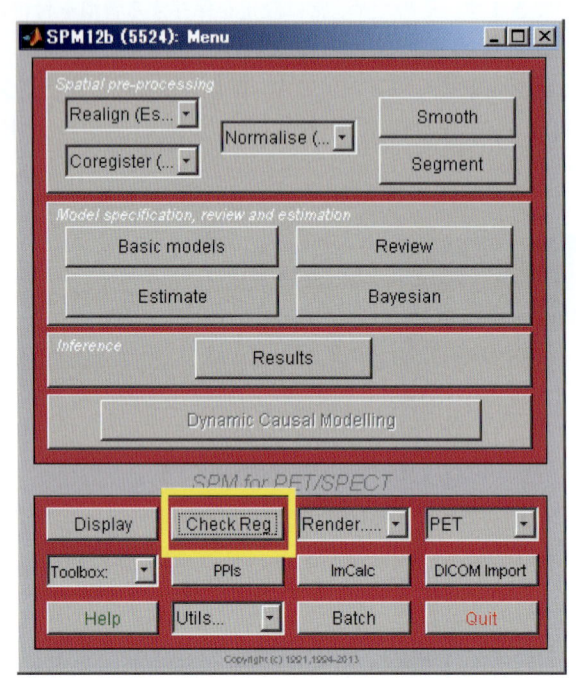

図4-9：CheckRegボタンの位置

そうすると，ファイル選択画面が現れますので，左のペイン（小窓）でChapter4_data→01_segmentと選択した後，右のペインにあるc1v001.niiからc5v001.niiまで選択します．下のペイン（小窓）に選んだファイルがあることを確認してDoneをクリックします（図4-10）．

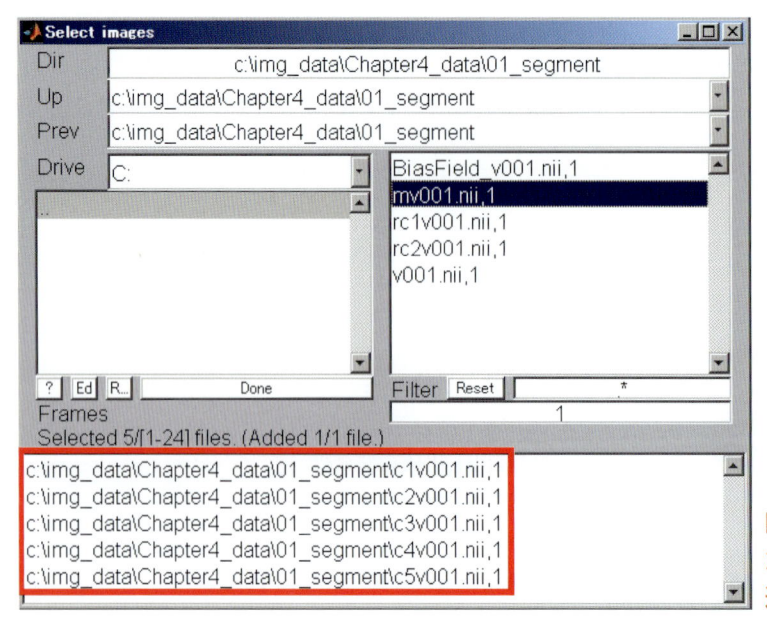

図4-10：分割化された画像(c1〜c5)を選択

すると，図4-11に示すように，選んだ順にファイルが表示されます．灰白質，白質，脳脊髄液，頭蓋骨，脳外軟部組織に分割されていることがわかります．

灰白質

白質

脳脊髄液

頭蓋骨

脳外軟部組織

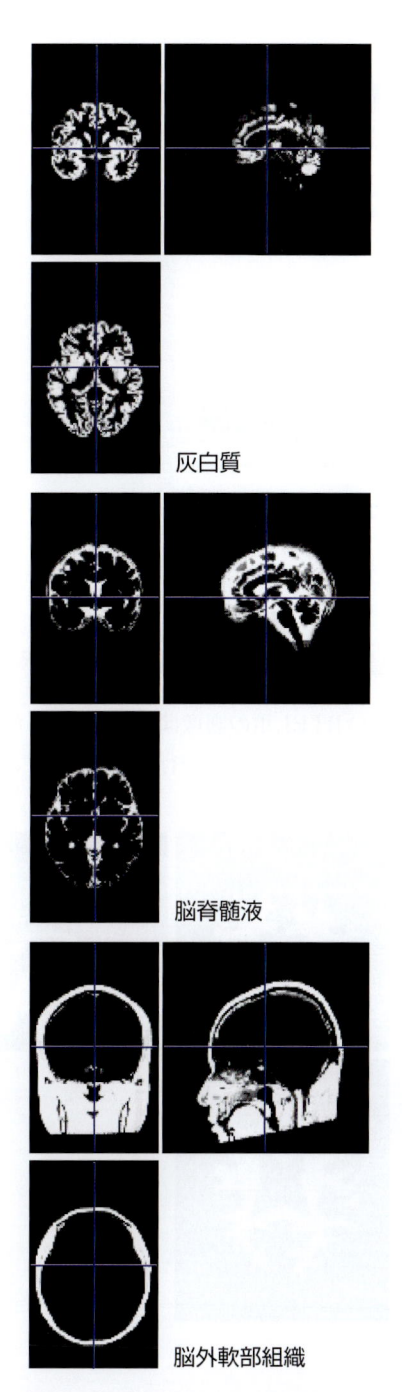

図4-11：分割化された画像

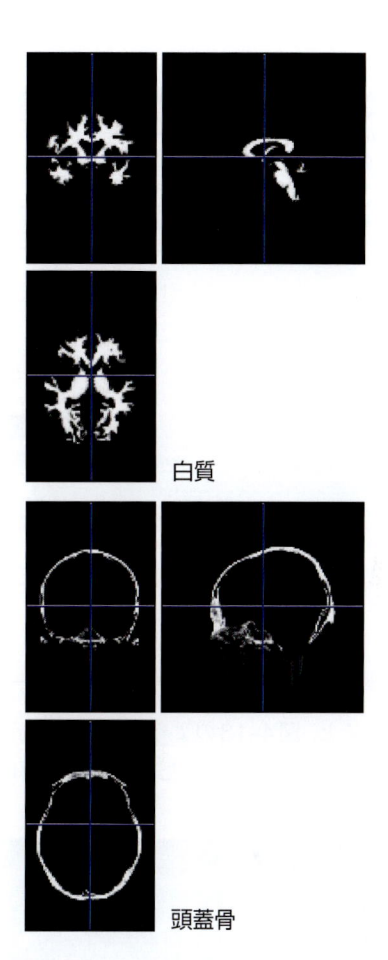

4.2　分割化

次に，DARTEL用の画像を確認しましょう．CheckRegを用いて先程と同様にChapter4_dataの01_segmentにあるrc1v001.niiとrc2v001.niiを選択し，Doneをクリックします（図4-12）．

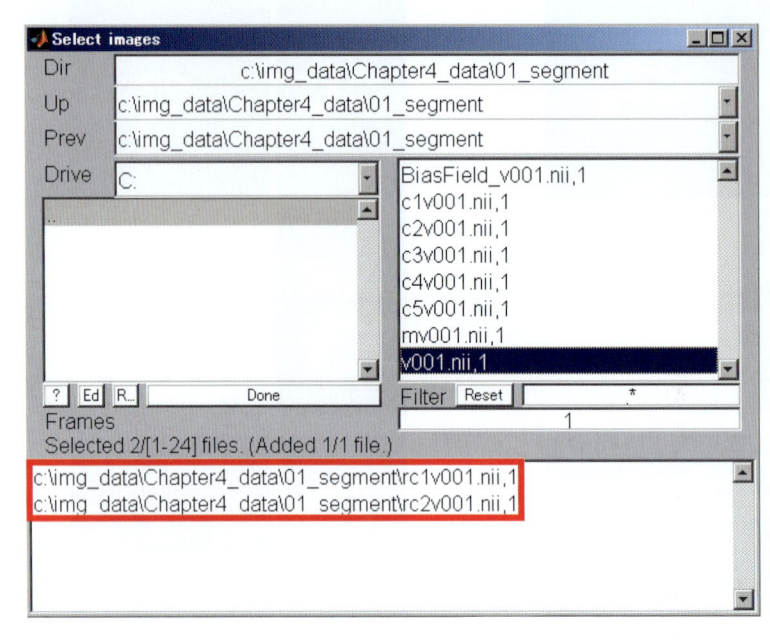

図4-12：DARTEL取り込み画像(rc1, rc2)の選択

すると，図4-13のような画像が表示されます．DARTEL用の画像は，分割化された灰白質および白質画像をできるだけ組織確率画像に近づけるために線形変換が行われています．

灰白質　　　　　　　　　　　　　　　　白質

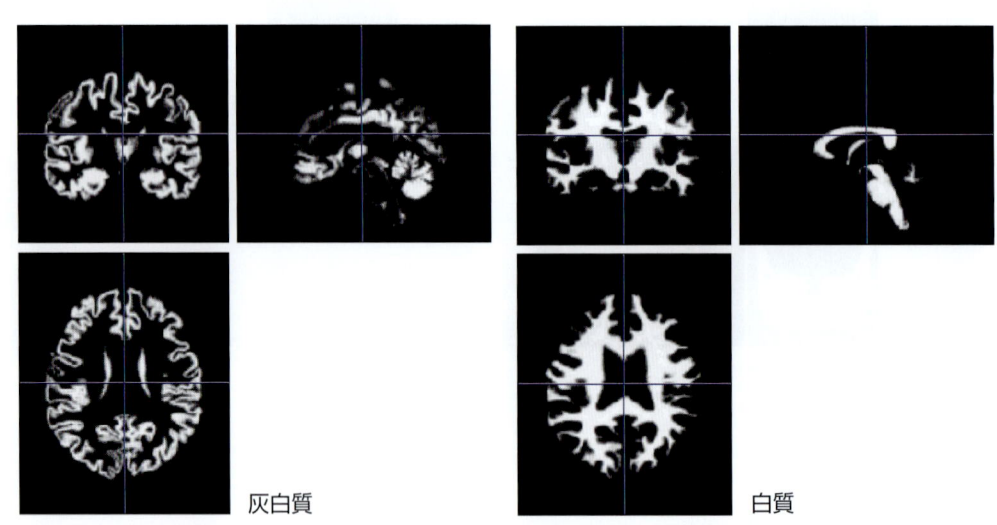

図4-13：DARTEL取り込み画像

その次に，信号値不均一補正画像を確認しましょう．これまでと同様にCheckRegから v001.nii, mv001.nii, BiasField_v001.niiの3つの画像を左の順に選択し，**Done**をクリックしてください（図4-14）．

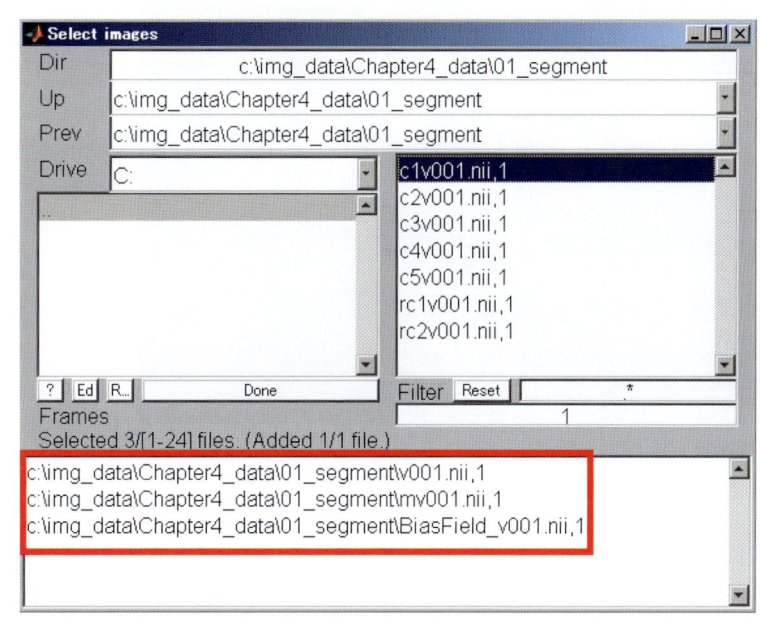

図4-14：信号値不均一補正画像の選択

そうすると，図4-15のような画像が得られます．信号値がどのようにムラになっていたかが直感的にわかります．

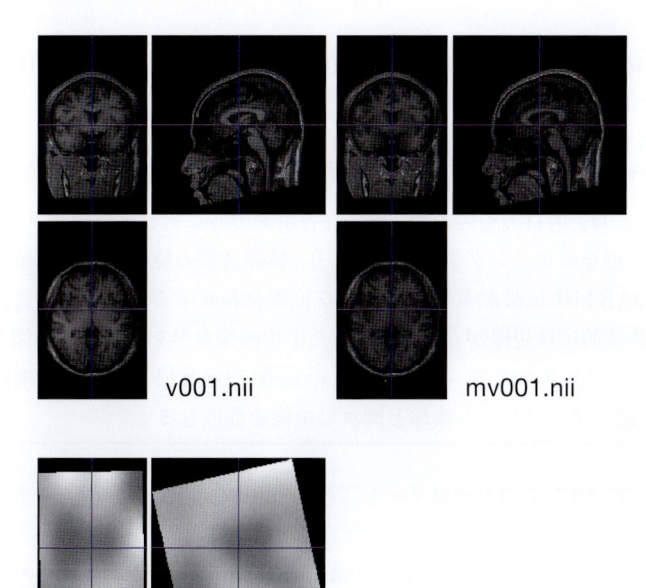

v001.nii

mv001.nii

BiasField_v001.nii

図4-15：信号値不均一補正前後の比較およびどのように補正されたかの画像表示

4.2　分割化

49

しかし，これだけだと，元画像（v001）と補正後（mv001）が実際にどの程度信号値不均一が補正されたかがわかりません．このためには，MRIcronなどを用いてMR画像をカラーで表示させると一目瞭然です（図4-16）．

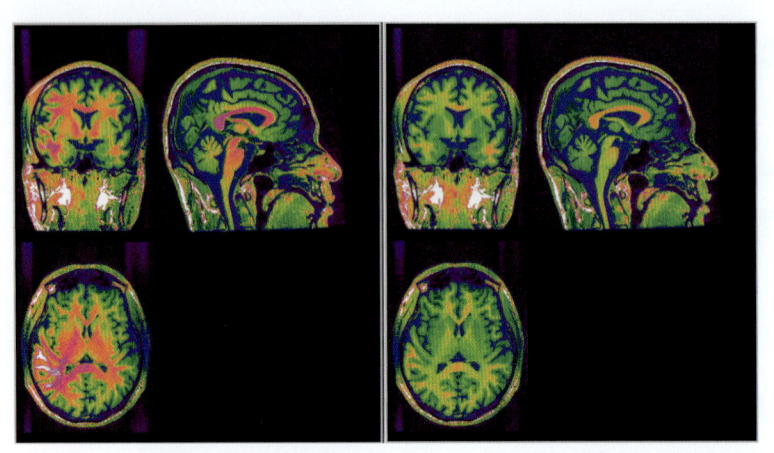

図4-16：MRIcronを用いてカラースケール（rainramp）で表示した補正前（左）と補正後（右）の画像

このように信号値不均一が補正されることによって，より正確に灰白質，白質，脳脊髄液が分割されることになります．

4.3　DARTEL

◆ 1. DARTELとは

DARTELとは"Diffeomorphic Anatomical Registration using Exponentiated Lie Algebra"の略です．と言っても何のことかさっぱりわかりませんよね．開発者のJohn Ashburnerは以下のように説明しています（VBMチュートリアルより引用）．

> DARTELの基本的な発想は，何百万ものパラメータ（各ボクセルごとに3つのパラメータ）を使って各被験者の脳の形態をモデリングすることにより，被験者間の位置合わせの精度を上げようというものです．DARTELは被験者間の灰白質を位置合わせすると同時に白質画像の位置合わせも行います．具体的には辺縁がくっきりとした平均画像をテンプレート画像として作成し，そこに繰り返しデータを合わせていきます．このためにDARTEL取り込み画像であるrc1とrc2を使って，一連のテンプレート画像と流れ場画像を作成します．

もう少し詳しい説明として，SPMのリリースノートに以下のような説明があります（筆者訳）．

> DARTELとは，位置合わせの手法で，最初に「流れ場（flow field）」を計算し，その流れ場を「累乗する（exponentiate）」ことにより，順方向と逆方向の変形場（deformation）画像を生成します．この処理は，「取り込み（import）」作業から始まります．分割化によって作られたパラメータファイルを読み込み，灰白質画像，白質画像を剛体変換によりできるだけ組織確率画像に近くなるようにします．次の作業は位置合わせです．1例1例の灰白質，白質，および1－（灰白質＋白質）をそれぞれ合わせ込んでいきます．このためにまずすべての画像の平均画像を作成し，それが最初のテンプレートとして用いられます．このテンプレートから各画

像に変形するための変形場が計算され，この変形場の逆行列を個々の画像に適用し，再度平均画像を作ることで，テンプレートが再計算されます．この作業を複数回繰り返します．そして，最後に個々の画像が最後のテンプレートに基づいて標準化されます．

つまり，まとめるならば，

・DARTELとは被験者間の位置合わせの精度を高めるためのアルゴリズムである．
・灰白質と白質の位置合わせを同時に行う．
・流れ場画像とテンプレート画像を用いて位置合わせを行っていく．

と要約できるでしょうか．

DARTELを行う際，テンプレートがすでに準備されているかされていないかで話が変わります．テンプレートがまだない場合は，Run Dartel (create Templates)を選び，すでにテンプレートが準備できている場合は，Run Dartel (existing Templates)を選択します．なお，DARTELでこのテンプレート作成は最も時間がかかるプロセスです．1週間かかることもざらではありません．このため，本書では，DARTELのテンプレート作成方法も解説しますが，サンプルデータにすでに作成したテンプレートも同梱してあります．時間がないという方は「3．DARTEL（テンプレートがない場合）」は目を通すだけにして，「4．DARTEL（テンプレートがすでにある場合）」（p.56）を実行してください．

◆ **2. DARTELで用いるデータ**

「4.2　分割化」（p.39）の分割化のセクションで出力の設定をしましたが，DARTELで用いるデータは"Dartel Imported"で出力するDARTEL読み込みデータです．灰白質と白質ともにDARTEL読み込みデータが必要です．ファイルの接頭辞はrc1とrc2となります．Chpater4_dataフォルダの中に，02_dartelフォルダがあります．その中にあるrc1とrc2データを用いてください．また，テンプレートは同じChpater4_dataフォルダの中の03_templatesフォルダにあります．

◆ **3. DARTEL（テンプレートがない場合）**

それでは，早速DARTELに取りかかっていきましょう．DARTELの設定は，メニュー（Menu）ウィンドウのBatchからバッチエディタ（Batch Editor）を起動し，そこのメニューのSPM→Tools→Dartel Tools→Run Dartel (create Templates)から行います（図4-17）．
（注：Macの場合はSPMのウィンドウでなく，Macの画面の一番上にあるMatlabのメニューから選択する場合もあります）

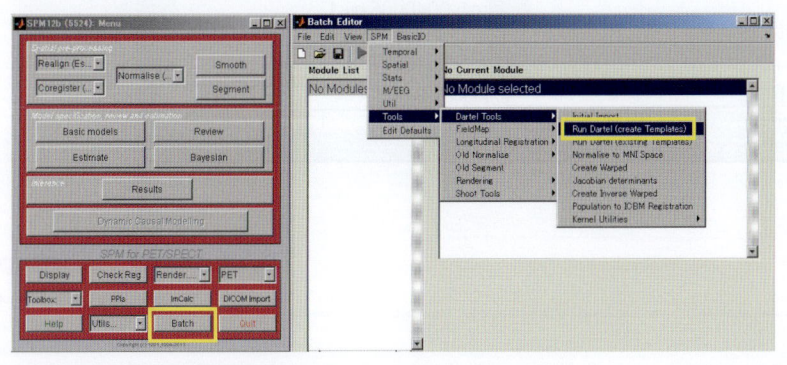

図4-17：テンプレートを作成する場合のDARTEL設定画面の起動

4.3　DARTEL

51

そうすると，図4-18のようなダイアログが出現します．上のペイン（小窓）にある"Images"がハイライトされていることを確認し，その後，下のペインにある"New: Images"を2回クリックします．すると，上のペインにあるImagesの下に". Images <-X" が2つ現れます．

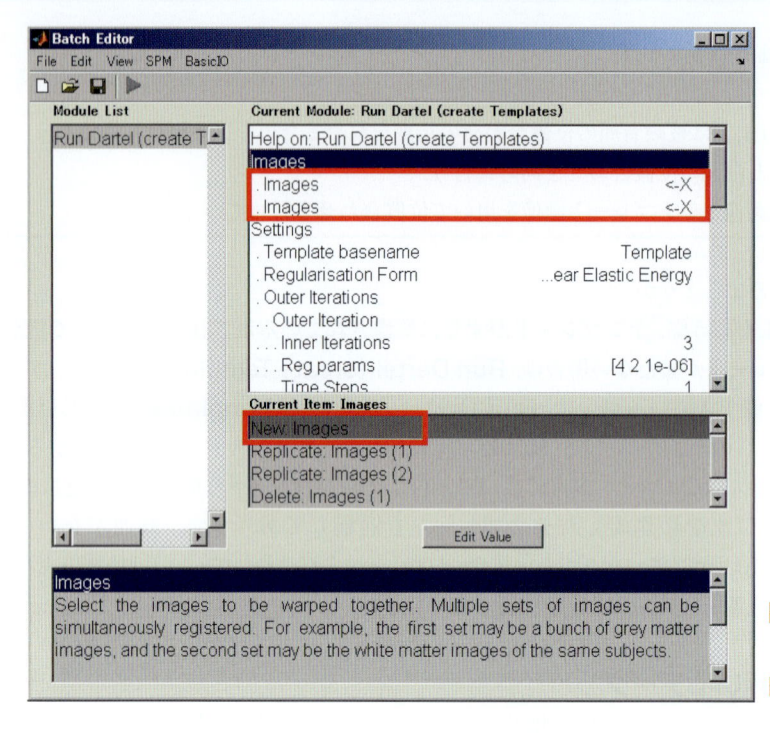

図4-18：テンプレート作成も行う場合のDARTELの設定画面

ここまでできたら，上のペインにある".Images"をクリックし，"Specify..."をクリックし，Chapter4_dataの02_dartelの中にある灰白質画像（rc1から始まるファイル）を選択します．今，フォルダの中にはrc1ファイルとrc2ファイルがあります．今，rc1ファイルだけ選びたいとすると，図4-19に示すように，Filterのところに[^rc1.*]と記載します．

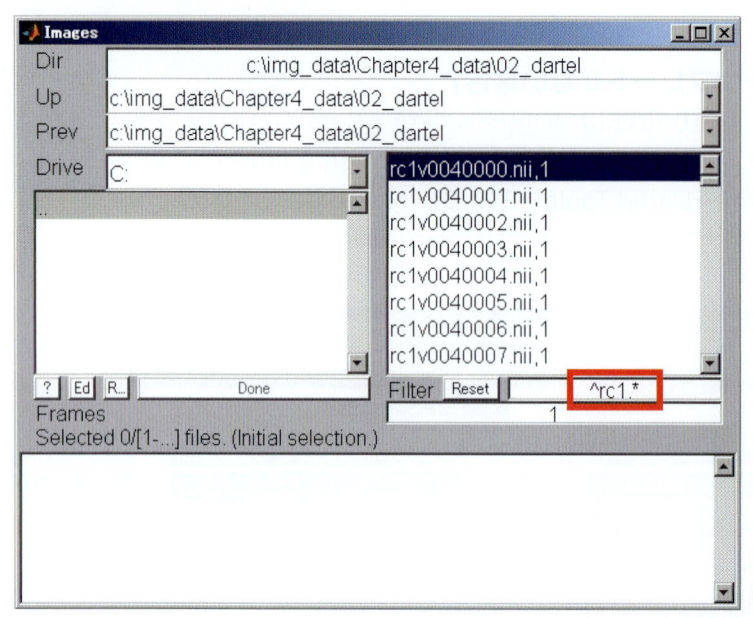

図4-19：ファイル選択のフィルター

これが何を意味するかを簡単に説明しておきましょう．これは「正規表現」と呼ばれるものであり，コンピュータの世界で，ある文字列を1つの形式で表現するためのルールです．今，キャレット(^)，ドット(.)，アスタリスク(*)の3つの記号がありますね．それぞれ次の意味を持ちます．

キャレット記号(^) は「先頭」という意味です．^rcは「ファイル名がrcから始まる」ことを意味します．

ドット(.) 1つは正規表現では，「任意の1文字」という意味です．^rc1.はファイル名がrc1から始まり，1の次は何の文字がきてもいいということを意味します．

アスタリスク(*) は「前の文字の0回以上の繰り返し」という意味になります．ドットと組み合わせると".*"は「任意の文字列」ということになります．

つまり，^rc1.*は，「ファイル名がrc1から始まるすべてのファイル」という意味になります．画像解析では，多くの画像を指定する必要がありますが，手作業で1つ1つ確認しているとヒューマンエラーが起こります．このため，このような正規表現を上手に使って欲しいファイルを指定することによって，エラーを減らすことができます．

さて，このようにrc1ファイルだけを抽出した後，右のペインで右クリックをしてください（MacではCtrl＋クリックで右クリックとなります）．そうすると，"Select All"と出ますので，それを選び，Doneをクリックすることで，すべてのファイルを一度に選択することができます（図4-20）．

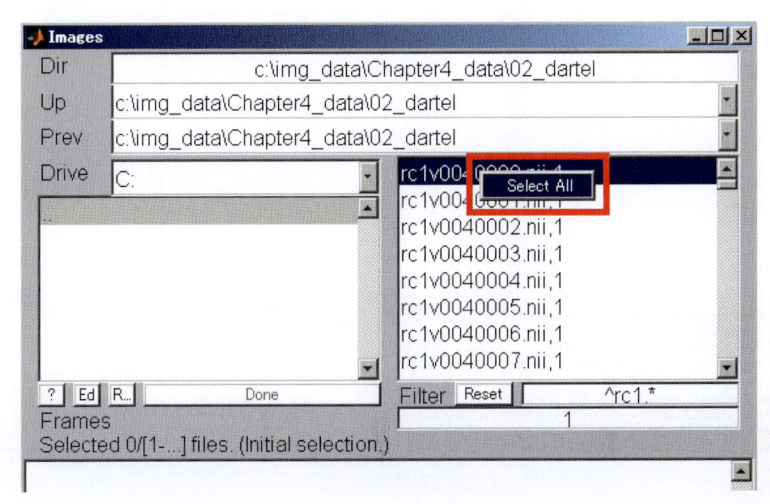

図4-20：右ペインで右クリックによってSelect Allを選択

Macの方はSelect Allをするとき，注意しなければいけないことがあります．それは，Ctrl＋クリックをするときに，クリックしたところにあるファイルが選ばれてしまい，その後にSelect Allと出てくるために，選んだ順番が変わってしまうということです．例を挙げて説明しましょう．

図4-21のように，カーソルがrc1v0040005.niiの上にあるときにCtrl＋クリックを選ぶと，rc1v0040005.niiが下のペインに移り，その上で右のペインにSelect Allが出現します．そこで，Select Allを選択すると，図4-22のようになりますが，下のペインで順番を見るとrc1v0040005の下にファイルが並んでいます．DARTELでは，テンプレート作成の際に，灰白質画像と白質画像が必ず同じ順番で選択されなければなりません．並び方が変わってしまうと適切なテンプレートが作成されない可能性が出てきます．MacでSelect Allを行う際には，必ず，右側のペインの一番上にあるファイルの上でCtrl＋クリックをするようにしてください．

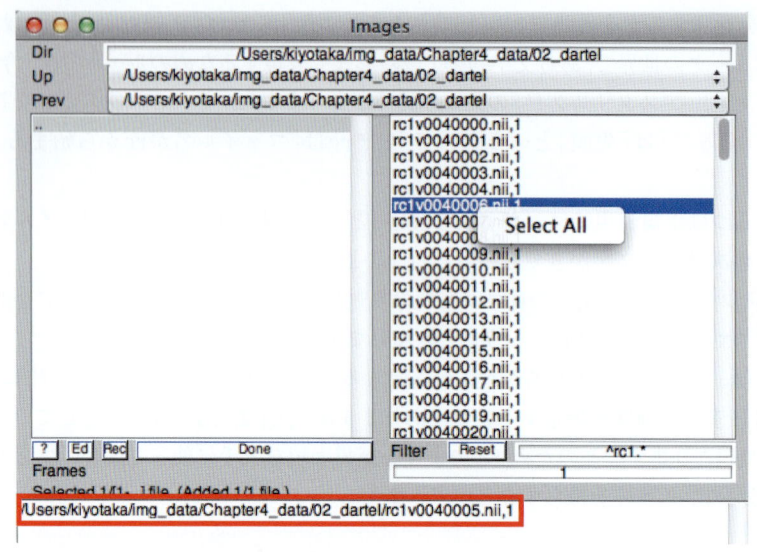

図4-21：Macでは右側のペインの適当なところでCtrl＋クリックをすると，クリックをしたところにあるファイルが下のペンに移った後で，Select Allが出現する

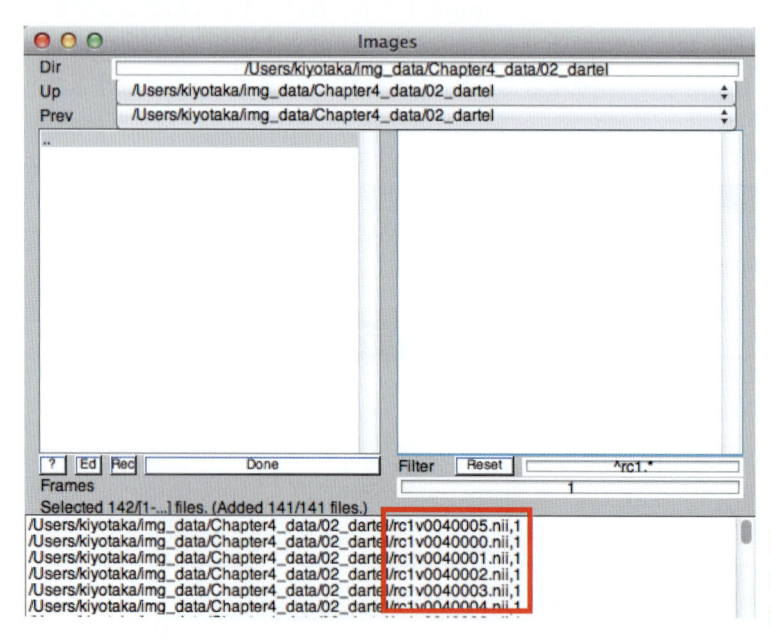

図4-22：Select Allの後，ファイルの並びが変わってしまう

　同様にして，次のImageのところには，白質のDARTEL取り込み画像（rc2から始まる画像）を選択します．選択順は灰白質の選択順と同じでなければいけないことに注意してください．

　実はDARTELの設定はこれだけで終了です．その下にある設定は全部デフォルトのままでかまいません（正直言って，筆者もここの設定は深く理解できていないので，これ以上解説できません…）．

　ここまできたら分割化のときと同じようにこの設定を保存しましょう（例：dartel_settings_template.mat）．そして，緑色の実行ボタン▶を押します…と言いたいですが，この処理には多くの時間がかかります．筆者の環境（CPU: Intel Core i7；メモリ24GB）で，今回のサンプルデータを用いてのDARTELのテンプレート作成は丸1日要しました．したがって，今使っているコンピュータを数日間DARTEL専用にしていいのであれば，迷わず実行ボタン▶を押しましょう．もし，そうでなければ，「こうやるのね」とだけ知っていただいて，そのまま実行ボタンを押さずにウィンドウを閉じていただければ結構です．

なかには，先走って**実行ボタン**▶を押してしまって後悔している人もいることでしょう．そのような場合は，処理を中断しましょう．MATLABのコマンドウィンドウで，Ctrl+Cを押していただくことで，処理を中断することができます．これは，DARTELのみならず，MATLABの処理を中断したいときにはいつも行えることですので是非知っておいてください．

　DARTELで出力される場合はテンプレート（template）と流れ場（flow field）の2つです（当然のことですが，次項で説明するテンプレートがすでにある場合のDARTELでは，テンプレートは作成されず，流れ場のみです）．テンプレートはTemplate_0.niiからTemplate_6.niiの合計7つが出力されます．各々のテンプレートは4次元画像となっており，灰白質のテンプレートと白質のテンプレートが1つのファイルに含まれています．このような4次元のファイルを閲覧したいとき，MRIcronでは，ファイルを開くときに図4-23のような画面が出力されますので，見たい番号を入れます．今の場合，灰白質が1，白質が2となります．

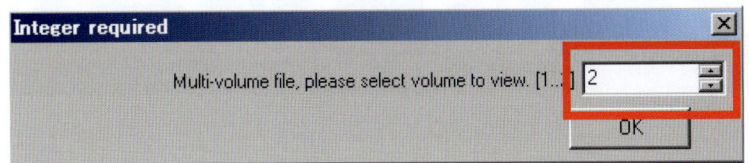

図4-23：MRIcronでの4次元画像の表示

　SPMでは，図4-24に示すようにフィルターの下にあるカラムに数字を指定し，**Enterキー**を押した後に，表示したい画像を選択することによって，その画像を閲覧することができます．

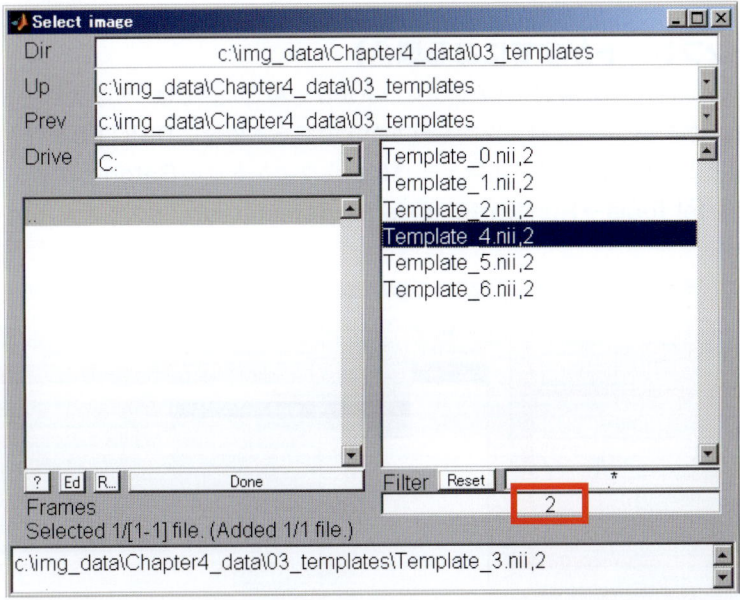

図4-24：SPMでの4次元画像の表示

4.3　DARTEL　　55

図4-25にこの7つのTemplateのうち，4つの灰白質画像を表示したものを示します．Template_0はDARTEL取り込み画像を単に平均したものですから，ぼやけた画像に過ぎませんが，何度も繰り返して各々の画像の位置合わせを行うことにより，テンプレートは徐々にくっきりしたものとなっていきます．これらのテンプレートをこの後の処理に用いていきます．

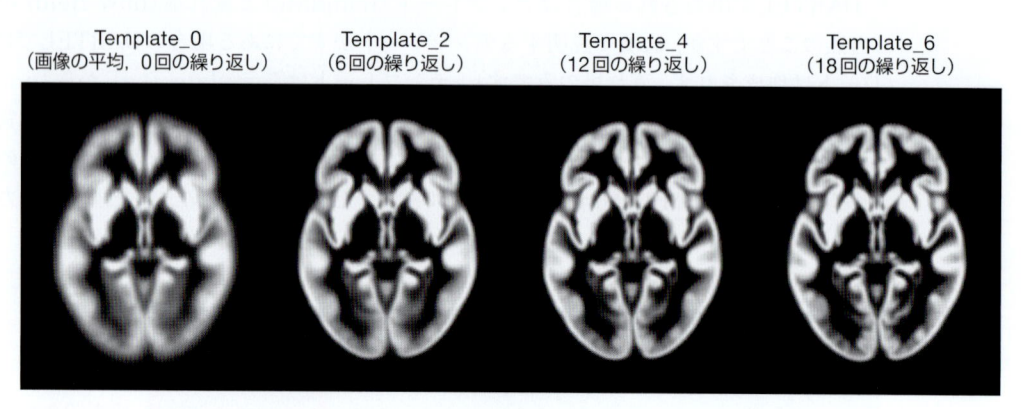

Template_0 (画像の平均，0回の繰り返し)　Template_2 (6回の繰り返し)　Template_4 (12回の繰り返し)　Template_6 (18回の繰り返し)

図4-25：DARTELで生成されるテンプレート

もう1つできるのが，流れ場(flow field)画像(u_rc1)です．これは，後ほどMNI空間への標準化の際に用います．ここまでできたら次項はスキップしていただいて，「5．MNI空間(MNI Space)への標準化」(p.57)に進んで下さい．

◆ **4. DARTEL（テンプレートがすでにある場合）**

さて，前項[p.51「3．DARTEL（テンプレートがない場合）」]では，テンプレートをゼロから作る場合の話でしたが，ここではテンプレートがすでにある場合にDARTELを行う方法を解説します．先ほどと同様に，SPMのメニュー(Menu)ウィンドウのBatchをクリックし，SPM→Tools→Dartel Tools→Run Dartel (existing Templates)を選択します(図4-26)．

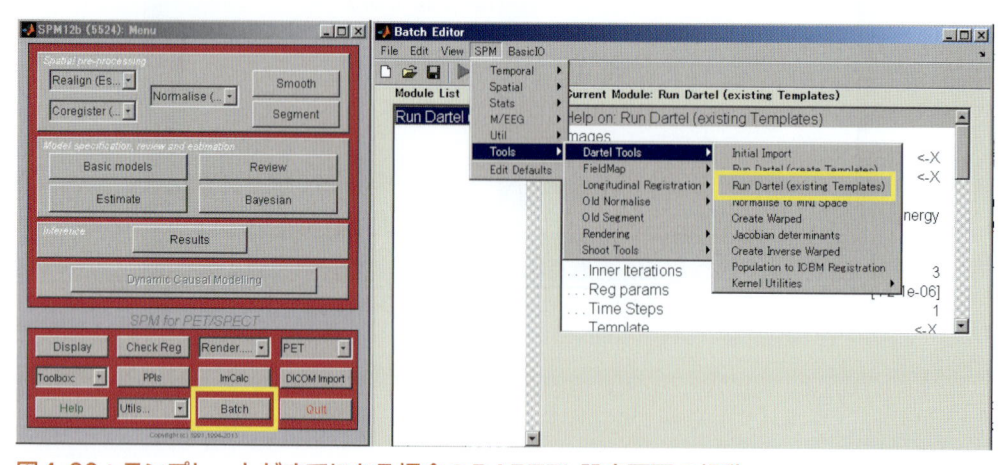

図4-26：テンプレートがすでにある場合のDARTEL設定画面の起動

そうすると，図4-27のようなダイアログが出現します．先ほどのテンプレートを作る DARTELの場合は，取り込み画像を指定するだけでよかったのですが，今回はテンプレートを指定しなければいけません．

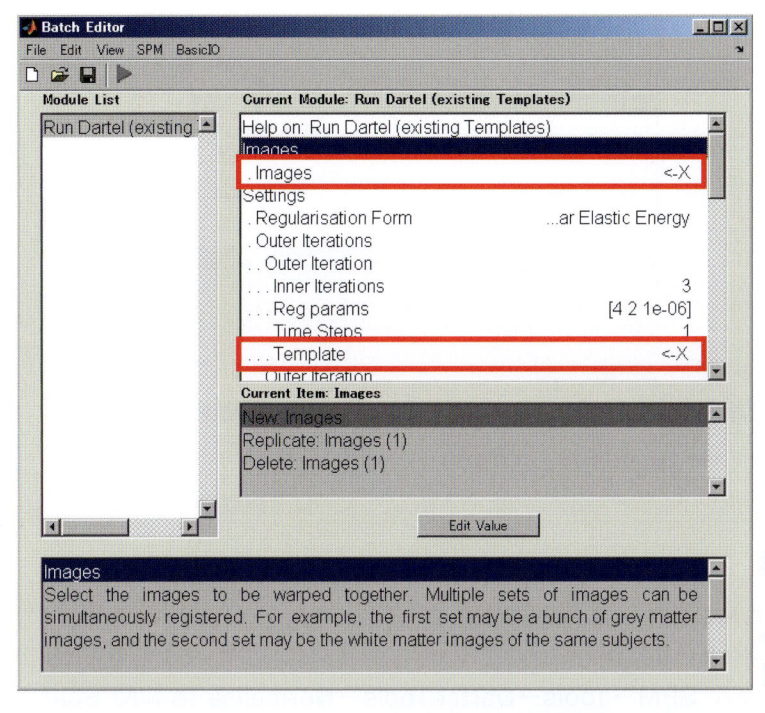

図4-27：テンプレートがすでにある場合のDARTELの設定画面

まず，先ほどと同じように上のペインにある"Images"がハイライトされていることを確認し，その下のペインにある"New: Images"を2回クリックします．すると，上のペインにあるImagesの下に". Images <-X"が2つ現れます．Specify...をクリックしてChapter4_dataの02_dartelの中のそれぞれにrc1から始まるファイルとrc2ファイルをSelect Allで選択します．やり方がよくわからない場合は，前項を確認してください．特にMacユーザは注意が必要ですので，p.53の注意事項を確認してください．

その次に，テンプレートを指定します．画面をスクロールするとわかりますが，Templateは6つ指定するところがあります．上から順にTemplate_1.niiからTemplate_6.niiまで指定していきます（Template_0は使いません）．このテンプレートは，Chapter4_dataの03_templatesフォルダに入っています．

これらをすべて指定したら，設定を適当な名前（例：dartel_settings.mat）で保存して実行します．しばらく時間がかかりますので辛抱強くお待ち下さい（筆者の環境では142例で約8時間かかりました）．

実行すると，流れ場（flow field）ファイル（u_rc1で始まるファイル）ができあがります．これを次のMNI空間への標準化に用います．

◆ 5. MNI空間（MNI Space）への標準化

DARTELのテンプレートの脳の大きさは，テンプレート作成に用いた画像によって変わってきます．つまり，標準化されているわけではありません．このため，DARTELが終わった画像を標準化された空間に変形することが必要になります．DARTELによって作成されたu_rc1から始まるファイルは，流れ場（flow field）と呼ばれ，脳の形態の情報を持っています．ここでは，

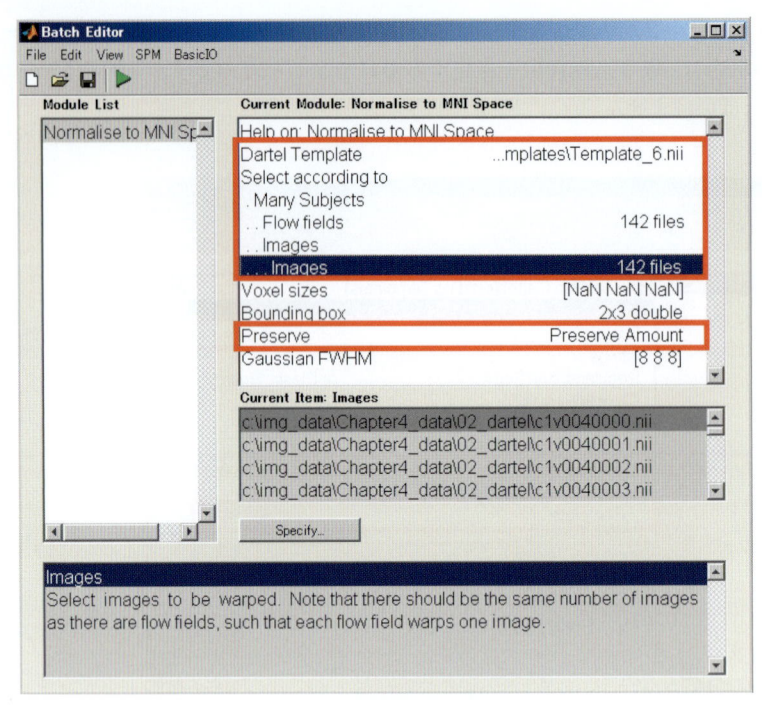

図4-28：
Normalise to MNI Spaceの設定画面

　この流れ場の情報を使ってMNI空間への解剖学的標準化を行い，ヤコビ行列式をもとにMR画像の信号値を体積に変換させ（このことをモジュレーションと言います），さらに平滑化を行います．Batchから，SPM→Tools→Dartel Tools→Normalise to MNI Spaceを選択してください（図4-26）．すると，次のような画面が立ち上がります（図4-28）．
　ここで設定するのは，テンプレート，標準化を行う画像と流れ場，モジュレーションの有無の3項目です．
　Dartel Template：ここには，Chapter4_dataの03_templatesにあるTemplate 6.niiを指定します．このテンプレートは平行移動と線形変換を組み合わせるだけのアフィン変換によってMNI空間に合わせ込まれます．これを使うことによって，個々人のDARTELによって位置合わせされた画像がMNI空間に合わせ込まれることになります．
　Select according to：Many Subjectsを選んでください．これは，すべての流れ場とすべての灰白質画像を一度に選択するためです．Few SubjectsはfMRIのように被験者の数は少ないけれども画像はたくさんあるような場合に使います．

1) Many Subjects
　Flow fields：前のステップで作成された流れ場画像（Chapter4_dataの02_dartelにあるu_rc1）をすべて選択します．
　Images：ここで，灰白質画像を指定しますが，注意が必要です．Imagesを選択した後，下のペインにあるNew：Imagesをクリックし，"Specify..."からDARTEL取り込み画像（rc1）ではなく，最初の灰白質画像（c1）を選択して下さい．また，ここの順番は，流れ場画像と同じ順番であることが肝要です．このためにも，ファイル選択のときにフィルタに^c1.*とし，Enterキーを押してc1から始まる画像だけ表示させたうえで，右クリック（Macの場合はCtrl＋クリック）で"Select All"としてすべての画像を選択してください（図4-29）．

58　　　　第４章 ● VBMの概要と前処理

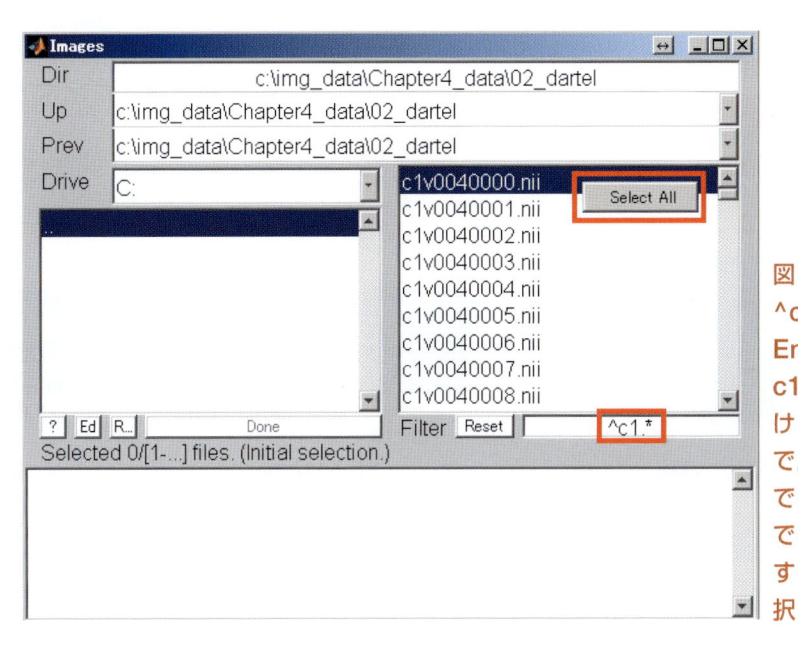

図4-29：フィルタで^c1.*と指定し，Enterキーを押してc1から始まる画像だけを表示させたうえで，右クリック（MacではCtrl＋クリック）でSelect Allとしてすべてのc1画像を選択

Voxel sizes：解剖学的標準化された画像のボクセルサイズを指定します．ここでは1.5mmのボクセルサイズのままにしておくため，[NaN NaN NaN]のままにしておきます．

Bounding box：解剖学的標準化された画像の有効視野（field of view）の設定ができます．[NaN NaN NaN; NaN NaN NaN]のままでかまいません．

Preserve：ここはモジュレーションの設定です．容量に変換したいので，Preserve Amount（"modulation"）で設定します．

Gaussian FWHM：何mmの半値幅のガウシアンフィルタで平滑化をかけるのかを設定します．デフォルトの８８８のままで結構です．

ここまでできたら，設定を適当な名前（例：dartel_mni.mat）で保存し，実行ボタンをクリックして実行してください．多少時間がかかりますので，待っている間にモジュレーションの説明をしましょう．

2）モジュレーション

解剖学的標準化で得られた標準化画像を統計にかけるときに，1つ考慮しなければいけないことがあります．それは標準化の際に個々人の脳領域の体積が変化してしまうことです．極端な例で言えば，側頭葉が半分しかない人の画像を標準化すると，標準脳に近づいた際にその人の側頭葉の体積は2倍に引き延ばされることとなり，体積の情報は失われてしまいます．これだとこの画像が持っている意味がよくわからなくなってしまいます．これを解決する方法がモジュレーションです．モジュレーションでは，標準化の際に行われる非線形変換で得られる変形場（deformation field）からヤコビ行列式を算出し，それを標準化した灰白質画像や白質画像にかけ合わせます．これにより，先の例で言えば，標準化後での側頭葉領域での各ボクセルの信号値の合計は体積となり，体積が計測可能となります．つまり，それまでのVBMはあくまでも「密度（density）」を見ているのに過ぎなかったのですが，モジュレーションの導入により，「容量（volume）」を見ることができるようになったわけです．

ただ，この説明だと理解しづらいという方もいると思いますので，模式図を使ってもう少し説明しましょう（図4-30）．

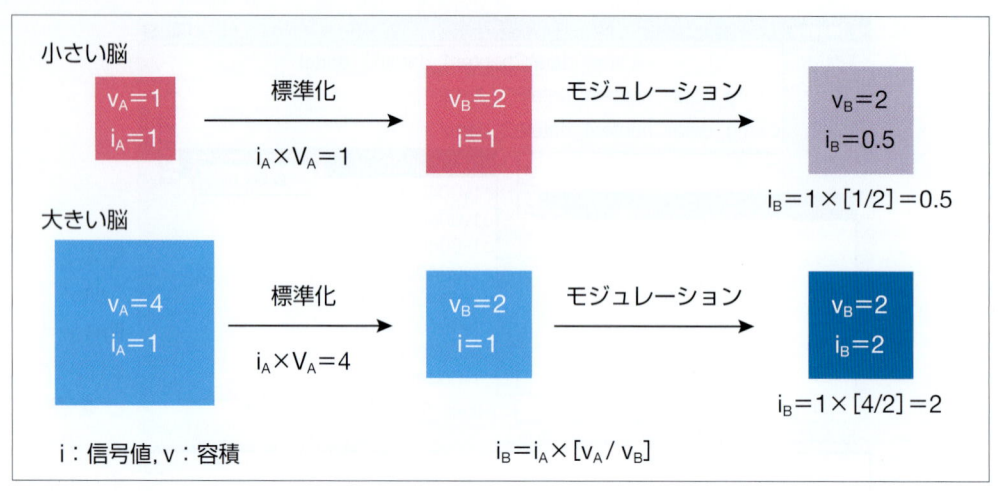

図4-30：モジュレーションの理解

英語でいうbrain volumeを脳容量と訳すことにします．VBMでは，脳容量は容積×信号値（ボクセル値）で計算されます．

ある2人がいて，1人の脳が小さく（脳容量を1とします），他方の脳は大きかった（容積を4とします）とします．信号値はおしなべて1としましょう．この2人を標準化して，ともに容積が2となったとします．もし，信号値が変わらずのままだったら，標準化後の2人の脳容量は，ともに2となり，まったく変化がないことになります．しかし，脳が小さかった人の信号値（i_B）を0.5に，脳が大きかった人の信号値（i_B）を2にしたらどうでしょうか？脳容量は小さい人が1，大きい人が4となり，元の値が保たれることになります．これが，モジュレーションが行っていることの原理です．DARTELなどで位置合わせの向上がなされればなされるほど，個々人の差は少なくなりますので，このモジュレーションを行うことによって脳容量の差を的確に検討することができるようになるわけです．

処理が終わったら，Chapter4_dataの02_dartelの中に出力された画像を見てみましょう（図4-31）．出力される画像は接頭辞にsmwがついています．SPMは処理が終わるたびにファイルの先頭に頭文字を付けていきます．

以下のような意味があるため，ファイル名を見たら何の処理がされたかすぐにわかることができます．

s：平滑化
m：モジュレーション[†2]
w：解剖学的標準化

これで，

分割化→DARTELでの位置合わせ→MNI空間への標準化→モジュレーション→平滑化

の流れを一通り見てきました．以上が前処理になります．何度か練習すればそれほど大変なことなくできますが，Batchモードを使うと，これまでのステップを一気に行うことができます．その方法を最後に紹介して前処理の説明は終わりにしましょう．

[†2]：注意しなくてはいけないのは，信号不均一補正後画像の接頭辞もmだということです．モジュレーションは必ずwの前につきます．解剖学的標準化が行われた後にモジュレーションが行われるからです．

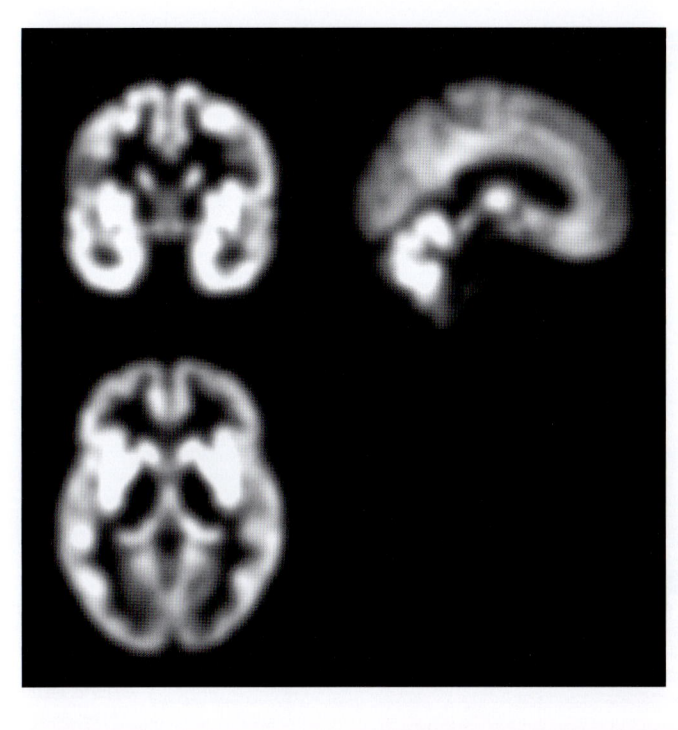

図4-31：前処理が終了した画像

4.4 バッチ（Batch）処理

　DARTELのさまざまな設定はBatchボタンからメニューで選ぶことで行ってきました．この「バッチ（Batch）」とは何でしょうか？コンピュータの世界では，多くのデータを一括で処理することをバッチ処理と呼びます．皆さんのコンピュータが起動するとき，アンチウイルスソフトや日本語変換ソフトなど，さまざまなソフトが何もしなくても立ち上がりますよね．これは，コンピュータが起動する際に，さまざまなアプリケーションを起動するためのバッチが実行されるからです．これから，そのBatchを作成して，これまで行ってきたこと（分割化→テンプレートのあるDARTEL→MNIへの標準化）を，一括処理できるようにしてみましょう．ポイントは"Dependency"の理解です．

　まずは，Batchボタンからバッチエディタ（Batch Editor）を立ち上げます．メニューのSPMから，

　　Spatial→Segment
　　Tools→Dartel Tools→Run Dartel (existing Templates)
　　Tools→Dartel Tools→Normalise to MNI Space

の3つを選択すると，バッチエディタ（Batch Editor）の左のペイン（小窓）にそれらの項目が追加されていきます（図4-32）．

　最初のSegmentは先ほどの設定とまったく同じです（p.39「4.2　分割化」）．動作確認のため，MR画像を1例だけ（Chapter4_dataの04_batchにあるv001.nii）選択して下さい．バッチ処理の特徴はそれ以降の設定にあります．

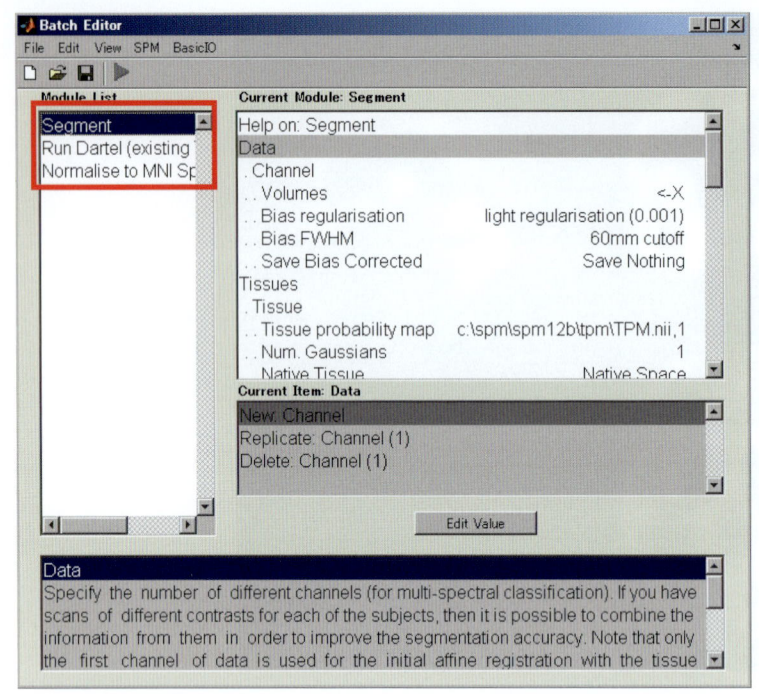

図4-32：バッチエディタで複数の項目を追加

次のRun Dartel (existing Templates)のImagesでNew: Imagesを2回クリックした後，.Imagesのところを選択すると，下に"Dependency"という項目が出現します（図4-33）．Dependencyは「依存関係」と訳されるかと思いますが，ここにおいては前の項目（今の場合はSegment）の出力結果を用いることができるというような意味としてとらえていただけたらと思います．本来，ここには，DARTEL取り込み画像であるrc1ファイルを指定するはずなのですが，まだ，実行していないのでそれはできていません．そのような場合にこのDependencyを使用します．

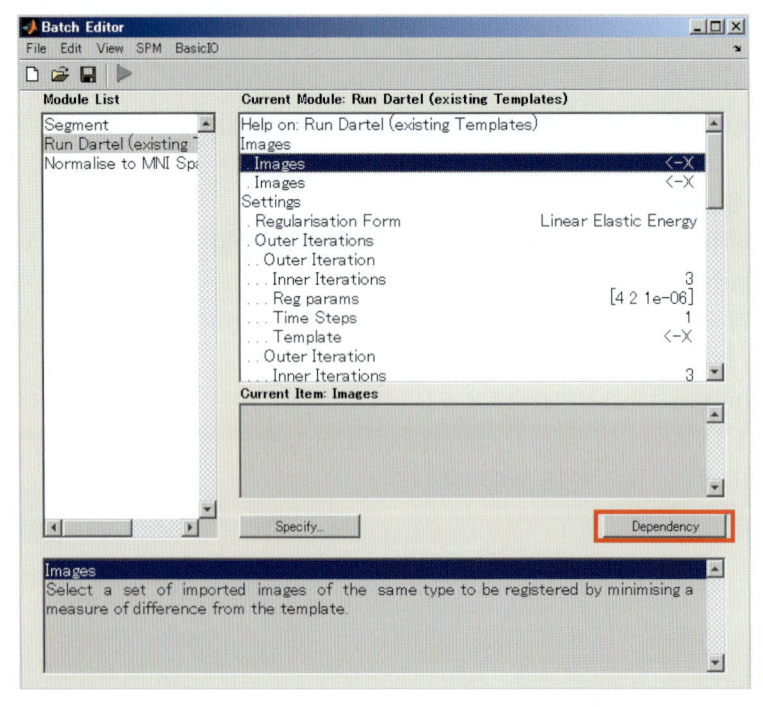

図4-33：Dependency

62　　　　　　　　　　　　　　　　　　　　　　　　　　第4章　VBMの概要と前処理

今，Dependencyをクリックすると，図4-34のようなウィンドウが現れるので，この中の，**Segment: rc1 images**を選びます．すると，この2つに依存関係（リンクといった方がわかりやすいかもしれません）が形成され，Segmentの結果得られるrc1画像が自動的にDARTELの入力画像に用いられることになります．

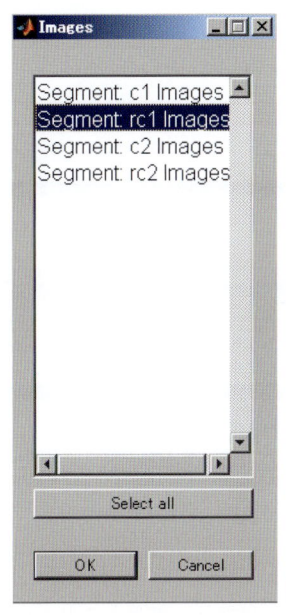

図4-34：DARTEL取り込み画像の依存関係の設定

　同じようにして，2つ目の**New: Images**も**Dependency**で**Segment: rc2 Images**を選択します．

　テンプレートは，Segmentとは関係ありませんので，先ほどと同様にChapter4_dataの03_templatesにあるテンプレートファイルを選択します［p.56「4．DARTEL（テンプレートがすでにある場合）」］．

　次の**Normalise to MNI Space**ですが，テンプレートはChapter4_dataの03_templatesにあるTemplate_6.niiを選択します．流れ場（flow field）と標準化したい灰白質画像に対して依存関係を設定する必要があります．そこで，それぞれ図4-35のように依存関係を設定します．

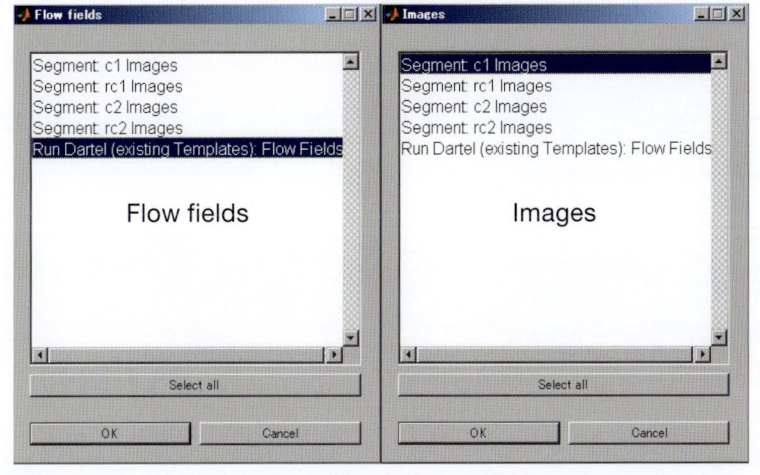

図4-35：流れ場と標準化画像の依存関係の設定

4.4　バッチ（Batch）処理

このように依存関係を設定すると，図4-36のようになります．依存関係が設定された項目にはDEP（dependency）と表示され，依存関係があることが一目瞭然となります．モジュレーションの設定（PreserveをPreserve Amountにする）も忘れずにしましょう．

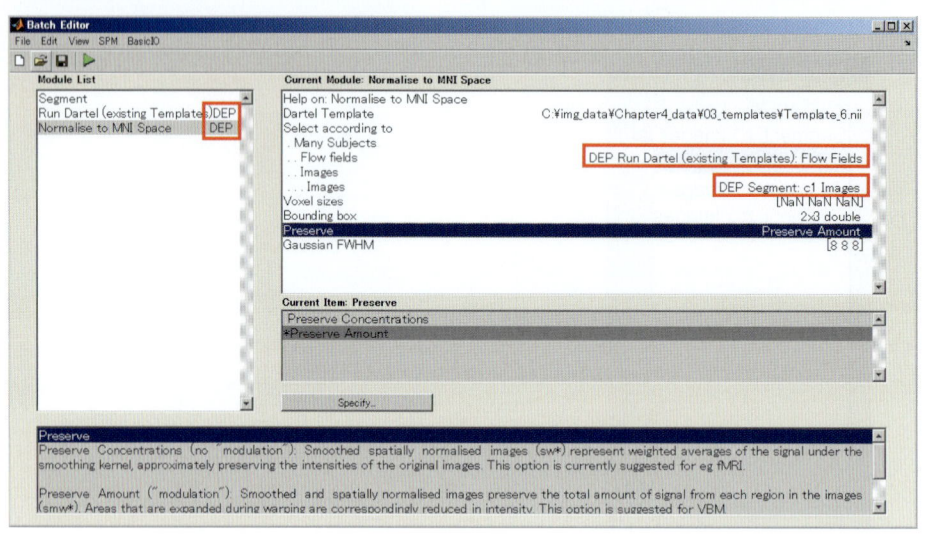

図4-36：依存関係が設定されたバッチ処理

　これを**保存**（例：dartel_batch.mat）し，**実行**すると，本章で行ってきたことが自動で処理されます．バッチエディタ（Batch Editor）は非常に便利ですので，是非，使いこなせるようにいろいろ工夫してみてください．
　ちなみに，本例では1例だけで設定しました．これは意図的に行いました．筆者は，バッチ処理をするときは，必ず1例でまず設定し，走らせてみておかしくないかどうかを確認します．その後，動作が正しいかどうか確認してから，多数例を一度に処理します．そのため，DARTEL（create Templates）をバッチで走らせることはしません．バッチは保存しておけば，多数を処理することにした場合，最初のSegmentのImageを変更するだけですから非常に簡便です．このような小さな工夫で解析時間を短縮できますので，是非いろいろ試行錯誤してみてください．

第5章

統計モデルと結果表示

第5章 統計モデルと結果表示

「第4章　VBMの概要と前処理」(p.38)でVBM(voxel-based morphometry)の前処理は理解できたのではないかと思います．本章では，VBMの最も大事なところである統計解析を行っていきましょう．

統計解析を始める際には，画像があればよいだけでなく，年齢，性別などのそのほかの情報を集めておくことも重要です．さらには，統計の際のマスク画像を準備しておくと，いろいろ悩まなくてすみます．次項でそれらの準備をした上で，統計解析に入っていきましょう．

5.1 事前準備

◆ 1. 画像以外のファイルの準備

SPM(statistical parametric mapping)で統計を行う際には，画像だけでなく，さまざまな「共変量(covariate)」(p.75「3) Covariate(共変量)」参照)を入力することが必要になります．1つ注意していただきたいのは，SPMで用いる「共変量」とは，広義であるということです．通常，統計で用いる「共変量」は，狭義で用いられ，従属変数と最も関心のある独立変数との関係に影響を与える2次的な変数(交絡変数とも言われます)という意味です．一方，SPMで用いている「共変量」は，回帰分析における説明変数のような変数も含まれます．頭の片隅に置いておいてください．

さて，共変量は，すべて数字で準備する必要があります．例えば，共変量に性別を入れる際，男性は1，女性は2と変換します．この際，気を付けておいた方がよいことは，変換のルールを明記しておくことです．筆者は，共変量の管理を表計算ソフトで行っていますが，その際，コメント機能を用いて，ルールを書くようにしています(図5-1)．

A	B	C	D	E	F
ID	Age	Subject Ty	Gender	Ha	V
40013	34	1	1		677.87
40014	31	1	1	1	612.17
40017	30	1	2	1	682.9
40018	47	1	1	1	660.19
40019	44	1	1	1	687.82
40020	22	1	1	1	835.06
40023	48	1	1	1	687.81

Male=1
Female=2

図5-1：コメントに変換ルールを記載

また，共変量をテキストファイルで保存しておくと，MATLABで直接読み込み，その変数を用いることもできます．その方法もご紹介しましょう．

サンプルデータのChapter5_dataの01_2samplet_142の中にあるtwo_142.txtをMATLABに読み込みたいとします．そのためには，まずSPMの作業ディレクトリをChapter5_ data¥01_2samplet_142とします（SPMを経由しなくてもMATLABのコマンドウィンドウで直接

```
Windowsの場合：cd C:¥img_data¥Chapter5_data¥01_2samplet_142
Macの場合：cd /Users/ユーザ名/img_data/Chapter5_data/01_2samplet_142
```

とタイプしていただいてもかまいません）．その後，MATLABのコマンドウィンドウから，次のようにタイプします．

```
>> load two_142.txt
```

そうすると，図5-2のように，テキストファイルにあるデータが変数としてMATLABに読み込まれます．変数名はtwo_142となります．MATLABは行列を変数として扱うことができます．今の場合の変数は142行8列となります．テキストファイルにどのような変数なのか説明を書いてあります（ちなみにテキストファイルの行頭に%を付けておくと，MATLABはその行をコメントとみなし，変数に読み込みません）．図5-3に示しますが，ID，Age（年齢），Type（被検者のタイプ［(健常者 conか統合失調症 szか)］），Gender（性別），Hand（利き手），GMV（灰白質容積），WMV（白質容積），TBV（全脳容積）の8種類のデータが格納されています．

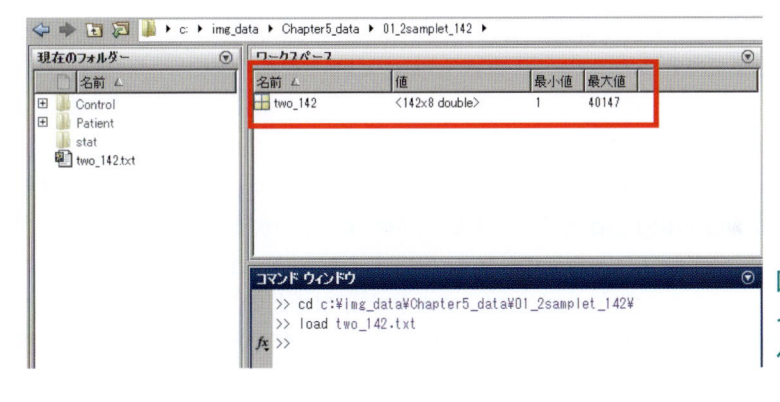

図5-2：テキストファイルのMATLAB変数への読み込み

図5-3：two_142.txtの内容

MATLABでこの変数を用いたい場合は以下のようにします．もし，TBV（全脳容積）を使いたい場合は，

```
two_142(:,8)
```

とします．これは，「行列two_142から全行8列の数値を取り出す」という意味です．MATLABの基本については，筆者が，『心理のためのMatlabチュートリアル』という文書を翻訳していますので，そちらをご覧ください（http://www.nemotos.net/?p=414）．

◆ 2. マスキング（Masking）のための画像準備

　　　　SPMの統計において，多重比較の補正（p.109参照）をする際，解析に含まれるボクセルの数が少ないほど，統計解析結果はより頑健となります．VBMでも，解析にバックグラウンドのボクセルが含まれてしまうと一貫した結果が出にくくなってしまいます．バックグラウンドには信号はまったくないか，あったとしてもほとんどないわけですから，分散はほぼ0に近いと考えられます．t統計量は標本平均からの差異の大きさに比例し，誤差分散の平方根に反比例します．したがって，誤差分散の値が0や0に近いと解析を不安定にします．また，脳外領域に結果が出てしまうこともありえます．このような問題はマスキングによって解決することができます．

　　　　マスキングにはexplicit maskを用いる方法とimplicit maskを用いる方法とがあります．1と0だけの2値による画像を使って，使わないボクセルを除外する方法をexplicit maskと言います．implicit maskは，例えば画像データの信号値がある閾値以上のボクセルだけ解析に採用するというものです．信号値が0のボクセルの値はすべて空値のボクセルとなり，解析から除外されることになります．

　　　　VBMデータのマスキングには閾値（threshold）を設定して，implicit maskを用いてマスキングを行うのが主流です．しかし，MRIデータによってふさわしい閾値は異なり，正解があるわけではありません．この問題を解決するために，Ged Ridgwayが解析データを用いてその解析に適切なexplicit maskを作成する拡張プログラム，その名もMaskingツールボックスを発表しています．したがって，ここでは，その拡張プログラムを使って，マスク画像を作成してみましょう．SPMではさまざまな拡張プログラムが発表されていますが，インストール方法はたいてい以下に示す方法でできますので，この方法を知っておくと便利です．

1）Maskingツールボックスの入手とインストール

　　　　http://www0.cs.ucl.ac.uk/staff/g.ridgway/masking/にアクセスし，その中の"Download Masking.zip"をクリックして，Masking.zipをダウンロードします．次に，ダウンロードしたMasking.zipを展開します．展開したMaskingフォルダをそのままSPM12のtoolboxフォルダの中にコピーします[†1]．この上でSPMを起動し，左上のメニュー（Menu）ウィンドウの"Toolbox"をクリックすると，Maskingが表示されているのがわかります（図5-4）．

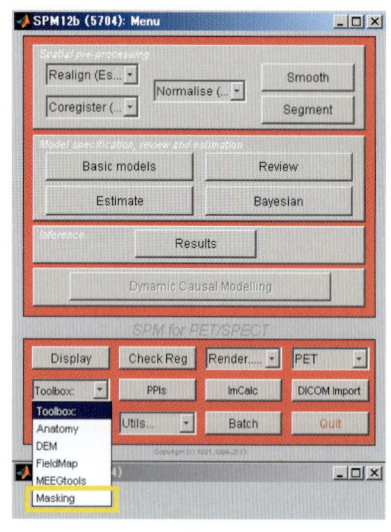

図5-4：Maskingツールボックスが正しくインストールされた場合の表示

[†1]：Windowsで展開するとMaskingフォルダの中にさらにMaskingフォルダが作成され，その中にさまざまなファイルが入っていることがあります．この場合には，一番下にあるMaskingフォルダをSPM12のtoolboxにコピーしてください．

2）Maskingツールボックスを用いたマスクの作成

それでは，マスクを作っていきましょう．img_dataフォルダのChapter5_dataフォルダの中に01_2samplet_142フォルダがあります．このフォルダの中のControlフォルダとPatientフォルダに計142例の分割化後画像が入っています．これからマスクを作っていきます．

まずは，ToolboxからMaskingを選択し，Maskingツールボックスを起動します（図5-5）．

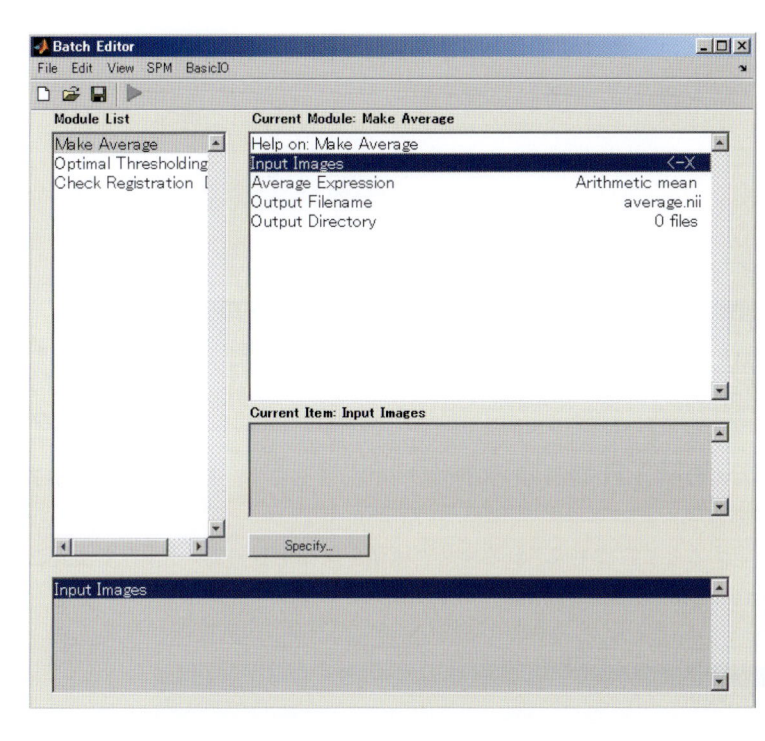

図5-5：Maskingツールボックスのウィンドウ

Maskingツールボックスで設定するのは3つです．
- マスクを作るための画像
- 平均画像を出力するディレクトリ
- マスク画像を出力するディレクトリ

まず，Input ImagesからSpecify...で01_2samplet_142フォルダの中にあるControlフォルダおよびPatientフォルダの中のsmwc1ファイルをすべて選択します．
次に，Output Directoryです．Chapter5_dataフォルダの中に00_maskフォルダを準備しましたので，そこを指定しましょう．そうすると，図5-6のようになります．

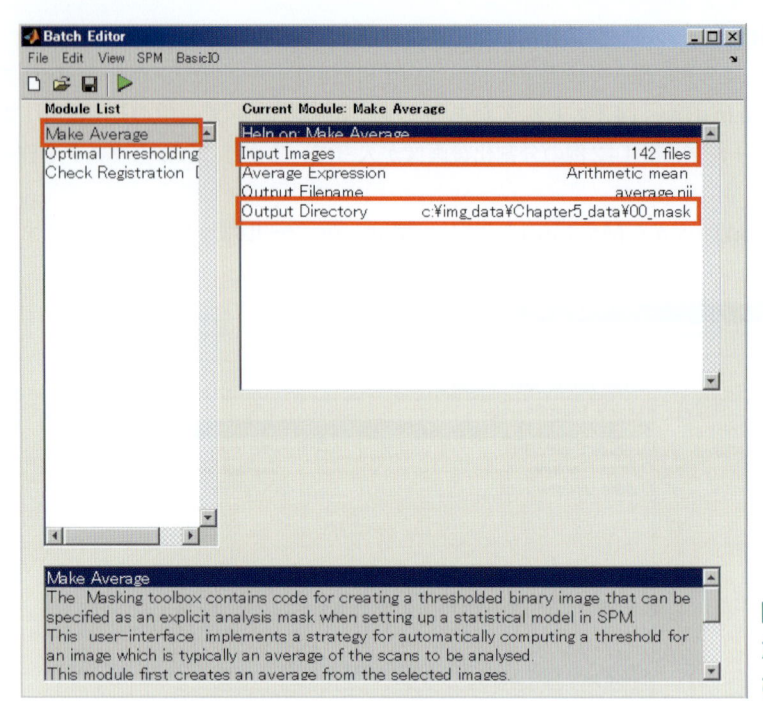

図5-6：マスク作成のためのファイルおよびディレクトリの指定

次に，画面左のOptimal Thresholdingをクリックします．そうすると，図5-7のような画面になります．

ここで，指定するところは生成されるマスク画像を保存するディレクトリです．これも先ほどと同じChapter5_dataの00_maskフォルダにしましょう．

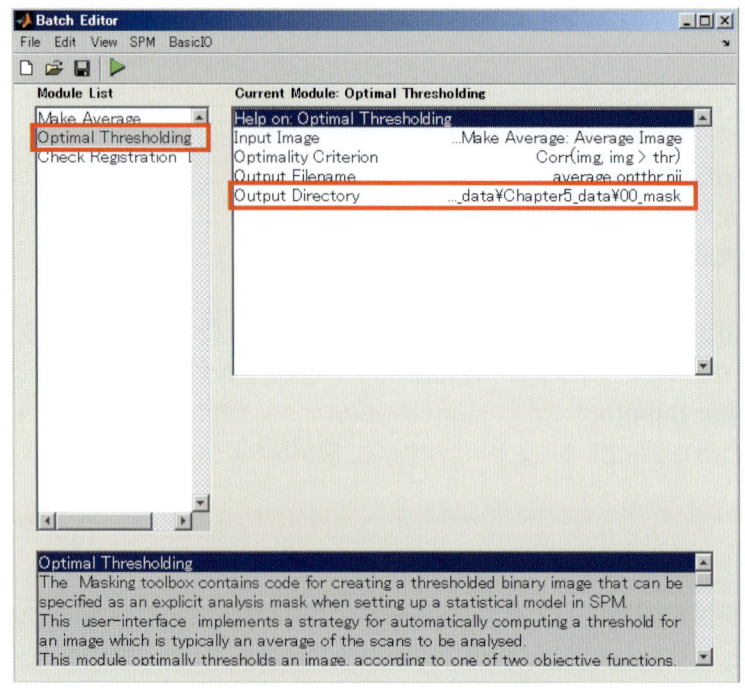

図5-7：Optimal Thresholdingの設定画面

このMaskingツールボックスでは，入力画像（前処理が終わった画像）をもとに，最も群間比較を行ったときのt統計量の値が最大になるような閾値を設定します．つまり，最も結果が出や

70　第5章　統計モデルと結果表示

すくなるようなマスク画像を作成するわけです．**Output Filename**にある<u>average_optthr.nii</u>が，生成されるマスク画像のファイル名になります．

ここまでできたら，これまでと同様に設定を**保存**（例：masking_setting.mat）して**実行**しましょう．実行すると入力画像の平均画像を作成し，その平均画像をもとにマスク画像が生成され，結果がGraphicsウィンドウに表示されます．結果を図5-8に示します．上が平均画像で下がマスク画像です．今後，マスク画像にはここで作成したマスク画像を指定します．なお，このマスク画像は今後何回も使いますので，念のためにサンプルデータの中にも入れておきます（本節の通りに実行すると上書きされます）．

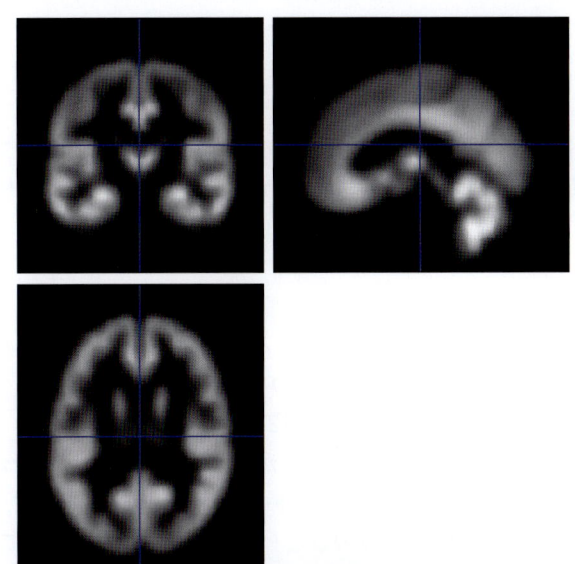

平均画像

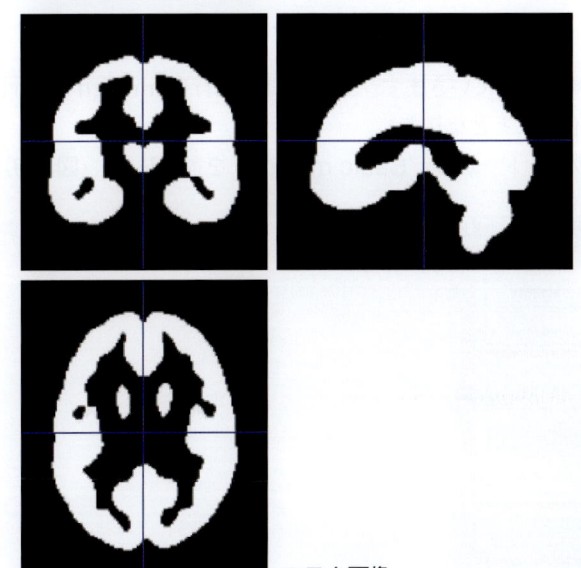

マスク画像

図5-8：Maskingツールボックスを使って作成されたマスク画像

それでは，次項から統計モデルを作成してみましょう．

5.1 事前準備

5.2 群間比較（two-sample t-test）

　最初に，2群の比較を行ってみましょう．これは，SPSSなどでは「独立したサンプルのt検定」と言われるものと同じです．つまり，この群間比較は，A群とB群という2つのグループがあったときに，「この2つのグループには差がない」という仮説（帰無仮説）を立てて，この仮説が正しいかどうかを検証することになります．

　SPMで統計モデルを作成するときに念頭に置いておかなければいけないことは，統計を行うたびにその統計のためのフォルダを作成しなければいけないということです．SPMで作成される統計モデルは常にSPM.matというファイル名で保存されます．このため，同じフォルダのままだとすべて上書きされてしまいます．それでは，実際に行っていきましょう．

◆ 1. データフォルダ

　今回のデータフォルダは，Chapter5_dataの中にある01_samplet_142というフォルダになります．ここにはControlフォルダとPatientフォルダがあり，それぞれ71人の灰白質画像が入っています．

◆ 2. 統計用フォルダの作成

　先ほど述べたように，必ず統計フォルダを作るクセを付けるようにしましょう．フォルダの名前は何でもかまいませんが，今は，statistics（統計）の最初の4文字をとって，statフォルダとします．あとでわかりやすいように，これを01_2samplet_142フォルダの中に作ります．SPMで作ることはできないので，Windowsならばエクスプローラーから，Macの方はFinderからフォルダを作成してください．その後，作業ディレクトリを01_2samplet_142に移動します．作業ディレクトリの設定の仕方は，「3.2　作業ディレクトリの設定」（p.27）の設定を参照してください．そうすると，あとで画像を指定しやすくなります．

◆ 3. 統計モデルの作成

　それでは，統計モデルの作成に入っていきます．SPMでは計画行列（design matrix）を作成することがこの統計モデルを作ることとなります．

　SPMのメニュー（Menu）ウィンドウから，"Basic models"を選択します（図5-9）．

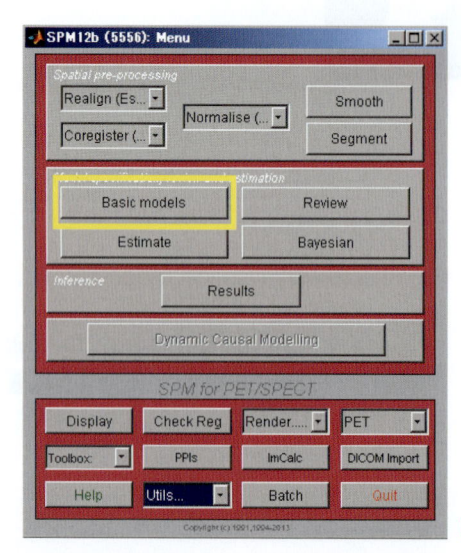

図5-9：Basic modelsから統計モデルを作成

そうすると，図5-10のようにBatch Editorが起動します．

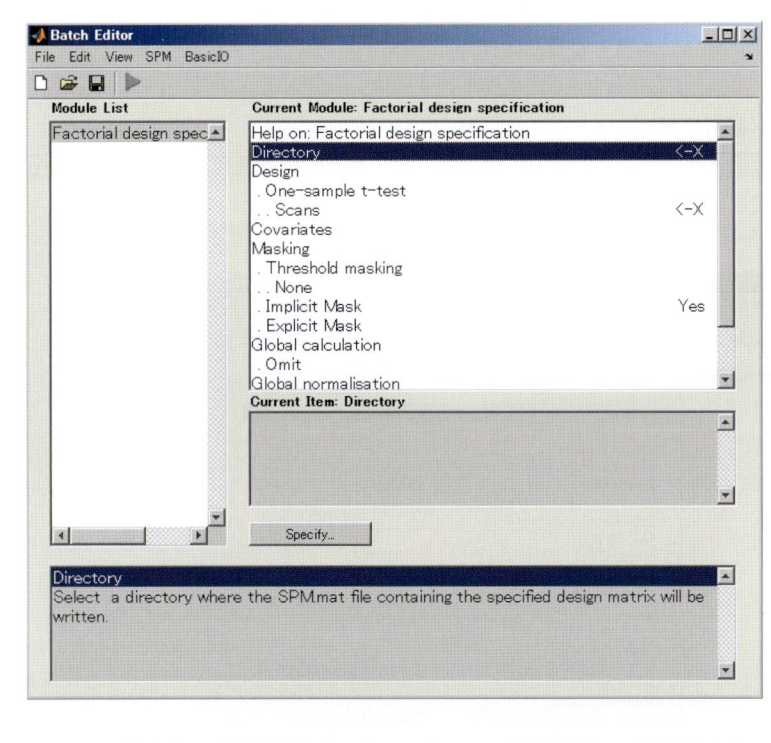

図5-10：統計モデルのパラメータ設定のためのBatch Editor

ここで設定する項目は以下の6つです．この設定がとても大事ですので，1つ1つ理解していきましょう．
- Directory（ディレクトリ）
- Design（統計デザイン）
- Covariates（共変量）
- Masking（マスキング）
- Global calculation（全体量の計算）
- Global normalisation（全体量の正規化）

1) Directory（ディレクトリ）

ここは，統計モデルが設定されるSPM.matファイルを保存するディレクトリになります．先ほど作成したstatフォルダを指定します．

2) Design（統計デザイン）

次に，Designをクリックします．すると，下に選択肢が複数現れますので，Two-sample t-testを選択します（図5-11）．

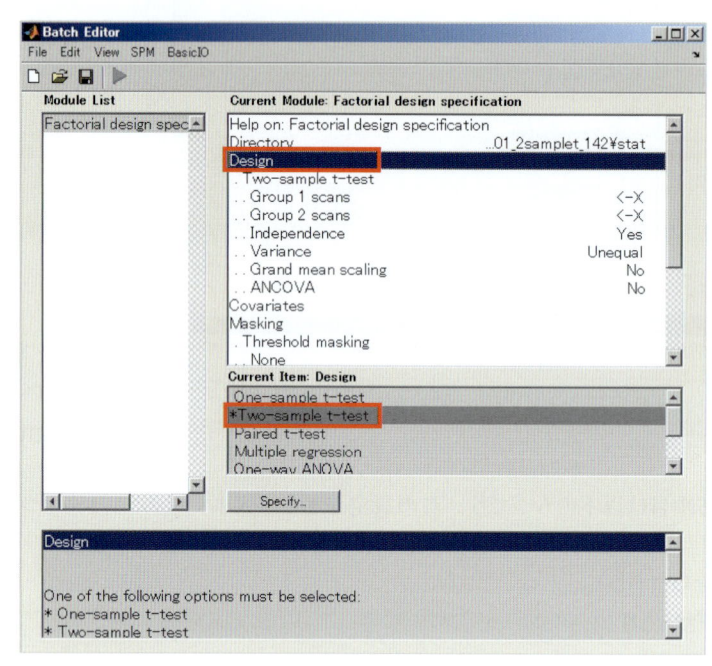

図5-11：DesignからTwo-sample t-testを選択

そうすると，Two-sample t-testの下にさらに項目が出現します．以下のように設定します．

Group 1 scans：ここにグループ1の画像を指定します．今は，Controlフォルダにある71の画像を指定しましょう．Windowsの場合は右クリック，Macの場合はCtrl＋クリックでSelect Allを選ぶことで全例を一度に選択できます．しかし，Macの方はその際に注意してください．Ctrl＋クリックの際に，ペイン（小窓）の一番上にあるファイルの上でCtrl＋クリックをして，Select Allをするようにしてください（p.54 第4章 図4-21, 22参照）．そうしないと，ファイルの並び順が変わってしまい，正しい結果が出ないことになります．

Group 2 scans：ここにグループ2の画像を指定します．先ほどはControlでしたから，今回はPatientフォルダにある71の画像を指定しましょう．

Independence：これは2群の画像が独立したものかどうかを指定します．今は2群の画像は全く異なる画像ですので，ここはデフォルトのまま"Yes"とします．

Variance：Varianceとは分散という意味です．t検定を行う際，各々の群の分散が同じか異なるかで式が変わってきます．ちなみに分散が異なる場合のt検定は正しくはウェルチのt検定と言うのだそうです．このため，分散が同じかどうかを調べる必要があるのですが，今回のように健常者と疾患群を比べる場合，分散は異なることがほとんどですので，"Unequal"を選択します．逆に2つの群の分散が同じだと自信を持って言える場合のみ，"Equal"を選択すると思ってもらってよいでしょう．

Grand mean scaling：Grand mean scalingは総平均のスケーリングと訳せます．これ

はPETやSPECT解析で用いるもので，モジュレーションがされたVBMデータでは行う必要はありません．したがって，そのまま**No**とします．

ANCOVA：SPMのヘルプには，個々人が，脳の全体量と局所の体積の関係が異なるような場合にこのオプションを使うと書いてありますが，筆者は普段このオプションは使っていません．デフォルトのまま**No**とします．

ここまで終わると，図5-12のようになっているはずです．統計モデルの中核部分ですので，よく見て間違えがないかどうか確認してください．

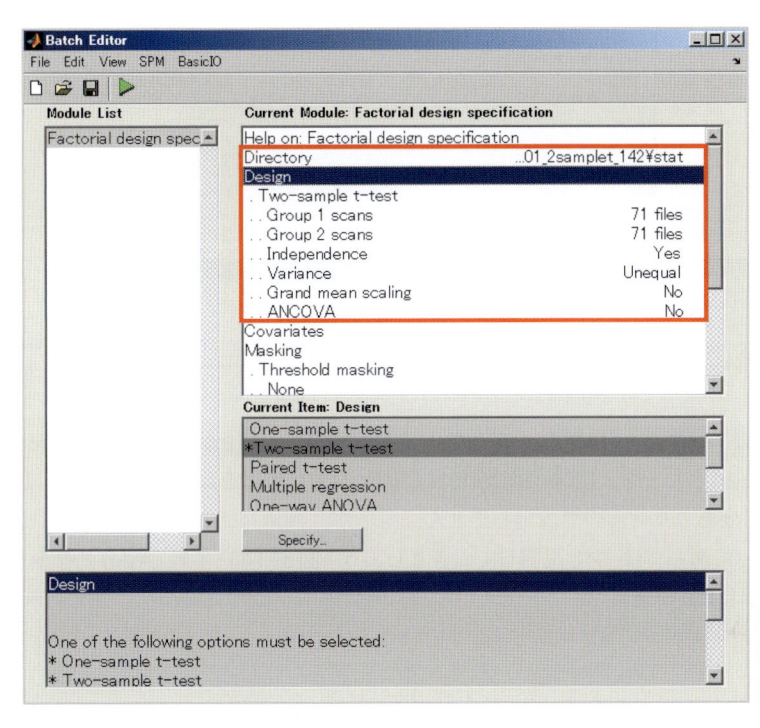

図5-12：Designの各項目が設定された画面

3) Covariate（共変量）

次に共変量を設定します．「5.1　事前準備」（p.66）で示したように，共変量はExcel経由で設定することもできますし，MATLABに変数を読み込んで設定することもできます．今，2群間でAge（年齢），Gender（男女比）に有意差はありません．したがって，統計的には共変量として設定しなくてもよいのですが，実際に入れなくてはいけないことが多々ありますので，練習のために入れてみましょう．

Batch Editorの**Covariates**を選択し，その下にある**New: Covariate**を2回クリックします．

最初に年齢を入れます．

Vectorをクリックし，その下にある"**Specify...**"をクリックします．

ここに，Chapter5フォルダにあるvbmtextbook_demographics.xlsファイルの01_2samplet_142タブから，B列にある≪Age≫の数字をコピーして，Windowsでは**Ctrl+V**，Macでは⌘＋**V**で貼り付けます．そうすると，Vectorのところが142×1 doubleという表示になるはずです．

さらに，**Name**をクリックし，同じように**Specify...**をクリックして**Age**と入れましょう．すると，図5-13のようになるはずです．

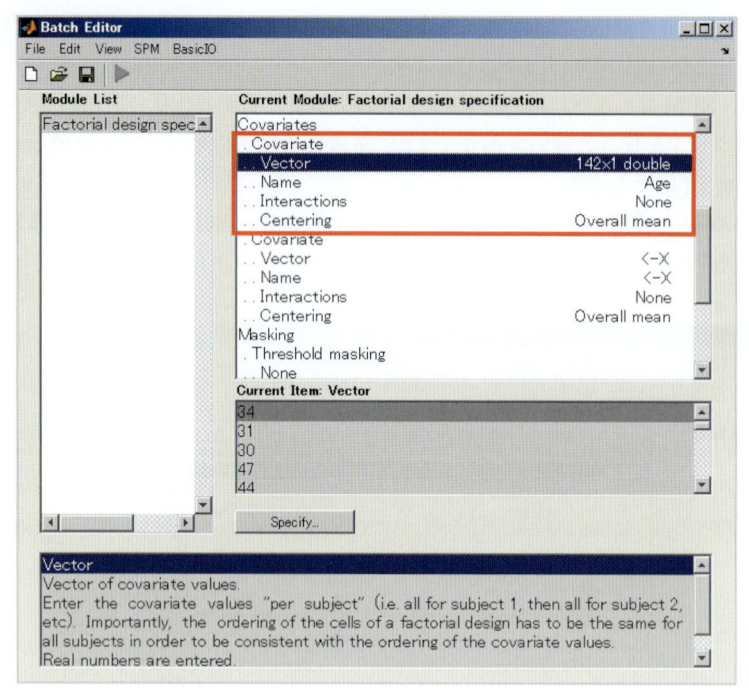

図5-13：Covariates
の1つに年齢を設定

　ここでInteractionsはデフォルトのままNoneとし，CenteringもデフォルトのままOverall meanとします．Interactionsは要因との交互作用を設定しますが，今は特に交互作用の設定は必要ありませんので設定しません．

　Centeringに関しては，少し説明しておきましょう．図5-14に年齢（Age）と全脳容積（TBV）の散布図を示します．

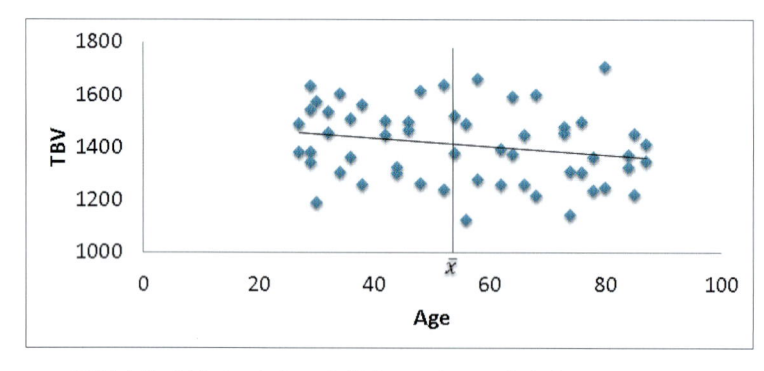

図5-14：年齢（Age）と全脳容積（TBV）の関係

この近似直線は以下のように表現することができます．

$$y = \beta_0 + \beta_1 x + \varepsilon$$

　この数式に戸惑われた方もいるかもしれませんが，恐れるには及びません．εは誤差を表しますので，中学校で習った$y = ax + b$と同じことを少しだけ小難しく書いているだけです．上の式で，β_0はy切片を表し，β_1は近似直線の係数を表します．ただ，よく考えてみると，この式において，β_0は何の意味もないことがわかります．なぜなら，β_0はxが0のときの値です．産まれたばかりの赤ちゃんの脳の大きさはずっとずっと小さいはずですよね．したがって，この近似式は脳の大きさが成熟した20代以降ならば正しいのですが，そうでなければ正しいとは言えませ

ん．それでは，より正しく表現するにはどうしたらいいでしょうか．そこに出てくるのがセンタリング（centering）です．これは，今の集団における x の平均値 $\bar{x}$ における y 座標の値を切片として考えるというものです．このとき，式は次のように表現することができます．

$$y = \beta_0 + \beta_1 (x - \bar{x}) + \varepsilon$$

実際，センタリングをかけると，共変量には実際の値から平均値を引いたもの（今の場合は年齢－平均年齢）が入力されます．ただ，統計モデルに影響するのは，近似直線の傾き β_1 であり，センタリングの有無はt値の計算には関係しません（関係するのは，Contrast estimateの値なのですが，この内容は本書の範疇を超えますので，ここでは取り上げません）．したがって，センタリングは行わなくてもいいのですが，連続変数の場合，Overall meanをすることが多い（したがってデフォルトになっています）ので，ここでは慣習に従ってOverall meanとします．

それでは，次の共変量(Convariate)，性別(Gender)を入れましょう．男性を1，女性を2として設定してあります．年齢と同じように，Vectorには先ほどのExcelファイル (vbmtextbook_demographics.xls)のD列にあるGenderの数値をコピー＆ペーストし，NameにはGenderと入れます．InteractionsはNone，CenteringはNo centeringとします．性別のような変数を"カテゴリー変数"と言います．先ほど，センタリングは実際の値から平均値を引いたものが入力されると述べました．今，男性が1，女性が2となっているとき，この平均値は何の意味も持ちません．このため，センタリングをすることは適切ではありません．カテゴリー変数を共変量に入れる際には，センタリングはしないと覚えておいてください．

2つの共変量を設定すると，図5-15のようになります．間違いがないかどうか確認してください．

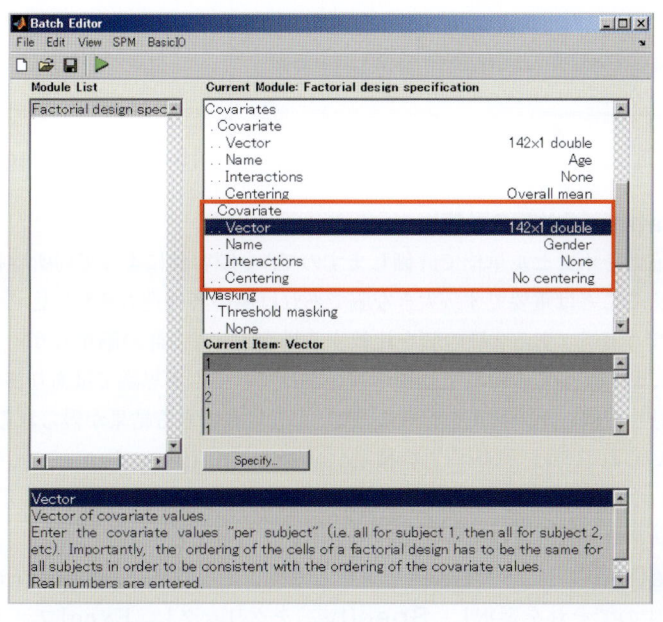

図5-15：性別を共変量に設定

4) Masking（マスキング）

このマスキング作業を通して，解析領域を狭めます．これを適切にすることで，多重比較補正で生き残るボクセルが増えることになります．良い結果を出すために必要なところです．これまで筆者はimplicit maskingの設定をいろいろしてきましたが，「5.1　事前準備」(p.66)で紹

介したMaskingツールボックスを導入してから，いろいろ設定する手間が省けました．以下のようにしてください．

Threshold masking：これはマスキングをする信号値の閾値を設定するものですが，今はすでに作ってあるマスクを使いますので，**None**とします．

Implicit Mask：これはボクセルの値が0であるものをマスキングするというものです．デフォルトのまま**Yes**とします．

Explicit Mask：ここに5.1で作成したマスクを指定します．00_maskフォルダにあるaverage_optthr.niiファイルを指定します．

そうすると，図5-16に示すようになるはずです．
ここまで設定するとあと一息です．

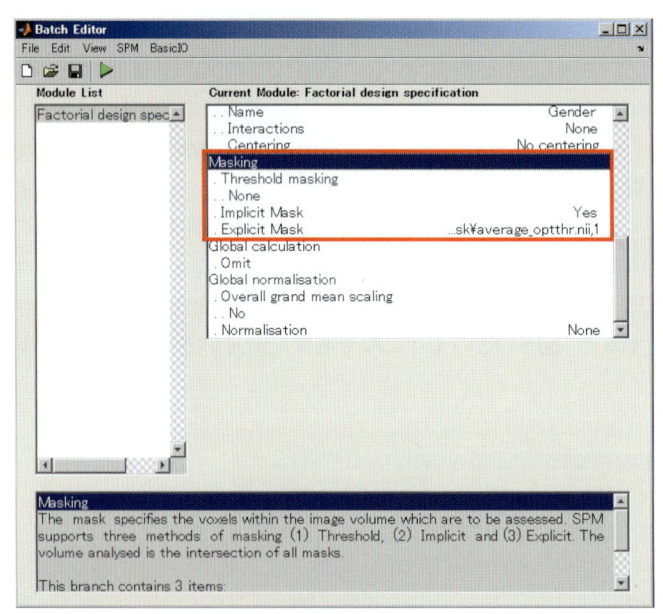

図5-16：Maskingの設定

5）Global calculation（全体量の計算）

　VBMでは体積の違いをボクセル単位で評価しますので，全脳容積によって局所容積がどの程度変わりそうかを考えることは重要です．大きな脳であれば脳の各構造もそれに応じて大きくなる傾向があります．ですから，ある2群の脳を比較する場合，一方の群の脳がもう一方の群よりも大きければ2群間において多くの領域で体積の違いが出てきても不思議ではありません．よって，全体の脳容積に対して何らかの補正を行うことで，より信頼できる結果が得られるわけです．補正によく好んで用いられるのは，全灰白質容積（total grey matter volume：TGMV），全脳容積（total brain volume：TBV），頭蓋内容積（total intracranial volume：TIV）の3つです．ここでは，全脳容積＝灰白質容積＋白質容積を用いることにします．

　Global calculationのところで**User**を選択します．そうすると**User**の下に**Global values**と出てきますのでそれを選択し，**Specify...**をクリックし，ExcelファイルのJ列，**TBV**の列をコピー＆ペーストします．なお，PETやSPECTではこのGlobal calculationはMeanを使うことが多いのですが，VBMではMeanを使うと，正しい値が求められないことがわかっていますので，Userを使って自ら指定するようにします．

6) Global normalisation（全体量の正規化）

　ここで，全体量をどのように使うのかを指定します．**Overall grand mean scaling**はデフォルトのまま**No**に設定して下さい．これはSPMの開発者のJohn Ashburner曰く「SPMの中にどういうわけかまだ残ってしまっているのですが，まったく無意味なオプション」です．大事なのは，次の**Normalisation**です．ここで先に指定した全体量をどのように使うのか指定します．選択肢は3つあります．

　Noneは全体量に応じた補正をしないという意味です．

　Proportionalは画像データを全体量で割るという意味です．もしも全体量が全脳容積（TBV）であれば，前処理後の画像データの値が全脳容積に比例してスケーリングされることになります．

　ANCOVA（analysis of covariance：共分散分析） による補正は，単純に全体量をGLM（general linear model：一般線形モデル）における共変量のひとつとして扱います．これにより全体量の影響を取り除いた結果を得ることができます．

　ここでは，**ANCOVA**を指定します．

　これですべて設定できました．図5-17に全体量の設定がなされた画面を示します．

　ここまでできたら，設定を保存します．01_design_matrixとしてください．保存したら緑のボタン ▶ を押して実行しましょう．図5-18のような画面が出てきたら正しく設定できたことになります．これが計画行列（Design matrix）です．

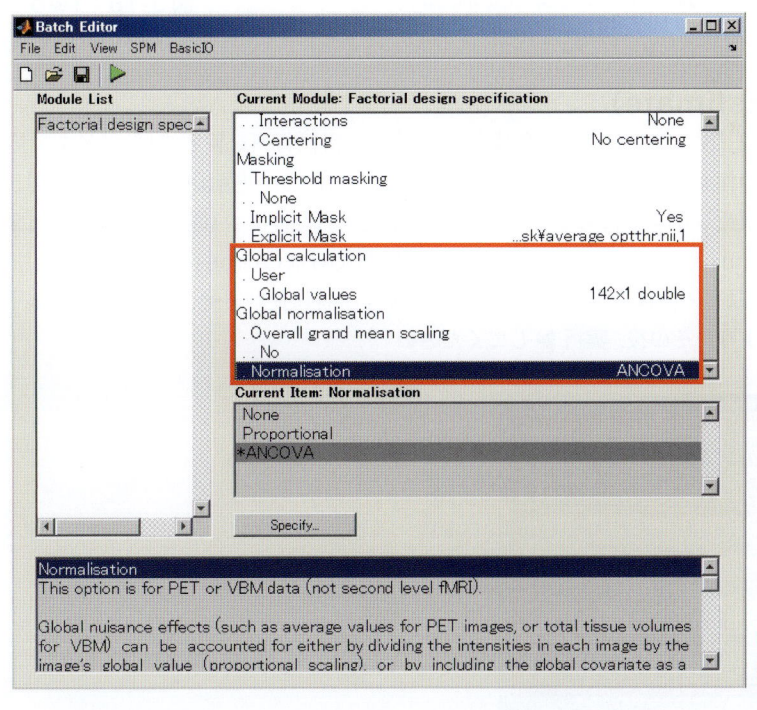

図5-17：全体量の設定

5.2　群間比較（two-sample t-test）

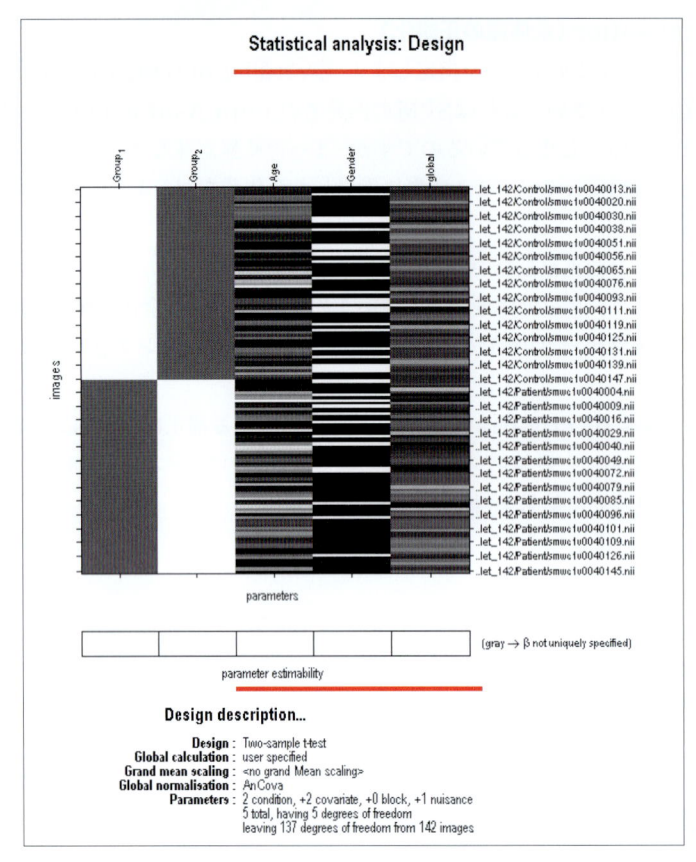

図5-18：Two-sample t-testの計画行列

◆ 4. 統計的推定（Estimate）

前項（p.72「3．統計モデルの作成」）で作成した計画行列を使ってt統計量を計算していきます．ここでの作業は非常に簡単です．メニュー（Menu）からEstimateを選び（図5-19），先ほど指定した解析フォルダにあるSPM.matを指定するだけです（図5-20）（p.72「5.2　群間比較（two-sample t-test）」参照）．なお，MethodはClassicalとしてください．Write residualsは残差画像を出力するオプションです．特に使いませんので，デフォルトのままNoでいいでしょう．その後，実行 ▶ してください[†2]．

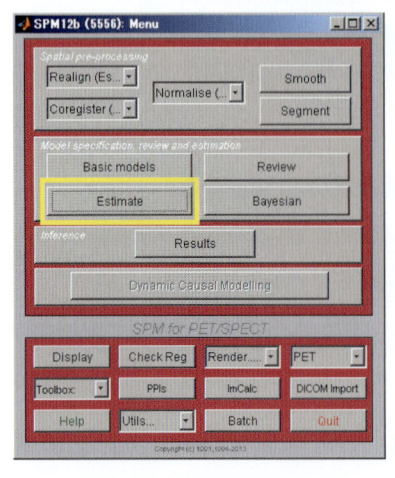

図5-19：Estimate

†2：Estimateは保存する意義が少ないので保存なしで，実行だけとします．

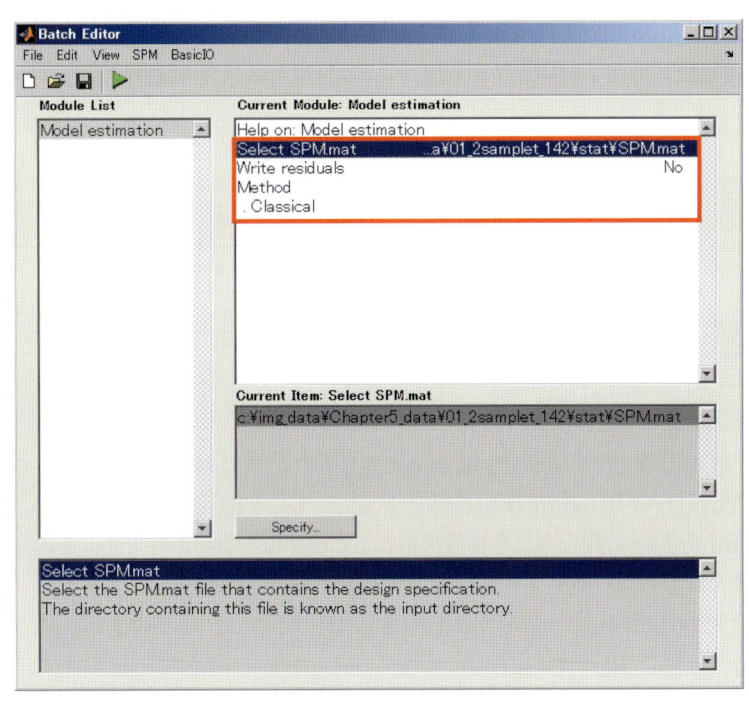

図5-20：SPM.matの指定

ボタン操作は非常に簡単なのですが，ここでとても大事なことが行われています．データを一般線形モデル（general linear model：GLM）にあてはめ，残差（residuals）がどのような正規分布になるかを評価します．

先ほど作成した計画行列は，文字通り「行列」です（図5-18）．1つ1つの行は個々の画像です．列は，先ほどの場合は，第1列は健常者，第2列は患者，第3列は年齢，第4列は性別，第5列は全脳容積となります．

このとき，画像のあるボクセルのボクセル値を y とすると，以下のような式を想定します．

$$y = \beta_1 x_1 + \beta_2 x_2 + \beta_3 x_3 + \beta_4 x_4 + \beta_5 x_5 + \varepsilon \qquad (1)$$

ここで，x_1 は被検者が健常者であれば1，統合失調症であれば0となります．x_2 は被検者が健常者であれば0，統合失調症であれば1となります（x_1 や x_2 のような変数を"ダミー変数"といいます）．x_3 は年齢，x_4 は性別，x_5 には全脳容積が入ります．ε は残差です．Estimateは各被検者の x の値が与えられたときに，上の式を説明できるような β を求める計算を行います．

β の計算のために，行列を考えます．イメージしやすいように，6人（健常者3人，統合失調症3人）のデータが以下のようであるとします．

ボクセル値	x_1	x_2	x_3	x_4	x_5	ε
y_1	1	0	28	1	1125	ε_1
y_2	1	0	27	0	1150	ε_2
y_3	1	0	29	1	1134	ε_3
y_4	0	1	26	0	1140	ε_4
y_5	0	1	30	1	1145	ε_5
y_6	0	1	28	0	1136	ε_6

5.2 群間比較（two-sample t-test）

このとき，(1)の式は，行列で表すと以下のように表現できます（センタリングをかけると年齢などに入る値は年齢－平均年齢になりますが，ここではセンタリングはかけていないということで説明します）．

$$\begin{bmatrix} y_1 \\ y_2 \\ y_3 \\ y_4 \\ y_5 \\ y_6 \end{bmatrix} + \begin{bmatrix} 1 & 0 & 28 & 1 & 1125 \\ 1 & 0 & 27 & 0 & 1150 \\ 1 & 0 & 29 & 1 & 1134 \\ 0 & 1 & 26 & 0 & 1140 \\ 0 & 1 & 30 & 1 & 1145 \\ 0 & 1 & 28 & 0 & 1136 \end{bmatrix} \begin{bmatrix} \beta_1 \\ \beta_2 \\ \beta_3 \\ \beta_4 \\ \beta_5 \\ \beta_6 \end{bmatrix} + \begin{bmatrix} \varepsilon_1 \\ \varepsilon_2 \\ \varepsilon_3 \\ \varepsilon_4 \\ \varepsilon_5 \\ \varepsilon_6 \end{bmatrix}$$

これを一般式で表現すると以下で表せます．

$$Y = X\beta + \varepsilon$$

この式から，β を計算していきます．計算式の説明はここでは割愛します．ここで，行列Xが前項で設定した計画行列（Design matrix）となっていることにお気づきでしょうか．前項で説明したBasic modelsは計画行列Xを作成することにほかならないわけです．そのうえで，このEstimateでまだわからないパラメータ行列 β を計算することになります．

Estimateが終わった後，statフォルダの中を見てみましょう．以下のようなファイルがあるはずです．

beta_0001.nii ～ beta_0005.nii：これらは，上で説明した β を示す画像です．2群間の比較では，beta_0001.niiとbeta_0002.niiはそれぞれ健常者と統合失調症の平均画像となります．

ResMS.nii：ResMSはResidual Mean Square（残差平均2乗）の略で，上の式で説明できなかった残差 ε の大きさを示す画像です．

RPV.nii：RPVはResel per Voxelの略で，後ほど出てくる多重比較補正に用いられます．

これらの画像を使って，次の「結果表示」のところでt統計量が計算されます．

◆ 5. 結果表示（Results）

結果が出るまであともう一息です．SPMのメニュー（Menu）からResultsをクリックします（図5-21）．

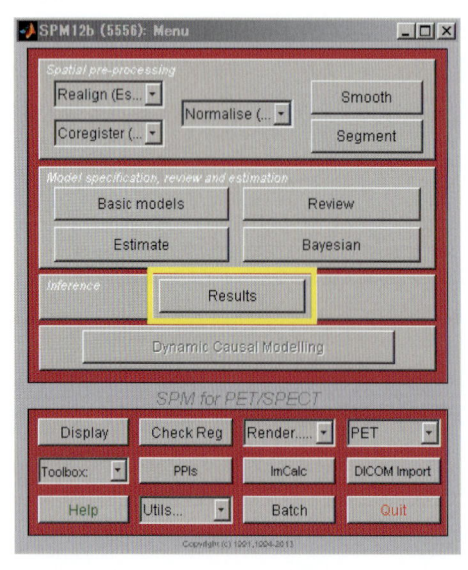

図5-21：Results

そうすると，Select SPM.matというダイアログが出現しますので，statフォルダの中にあるSPM.matを選択し，**Done**をクリックします（図5-22）．

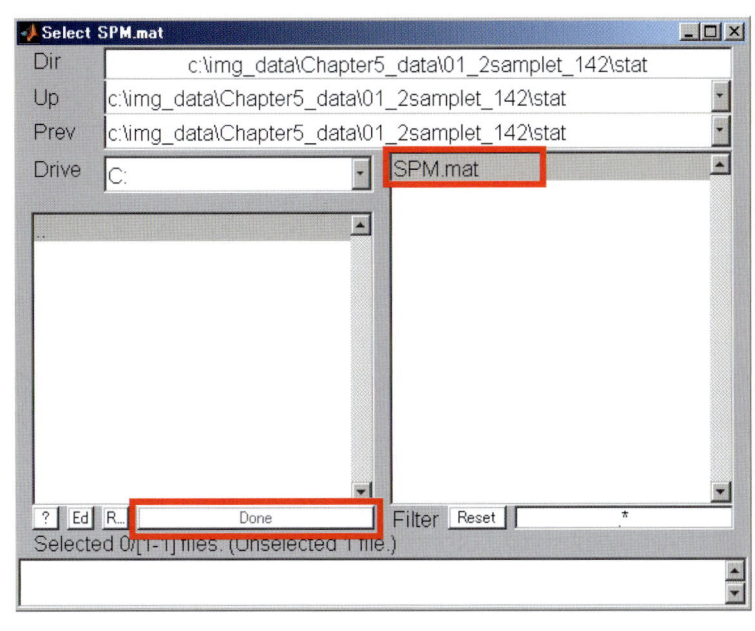

図5-22：SPM.matの選択

すると，図5-23のようなコントラストマネージャーが現れます．

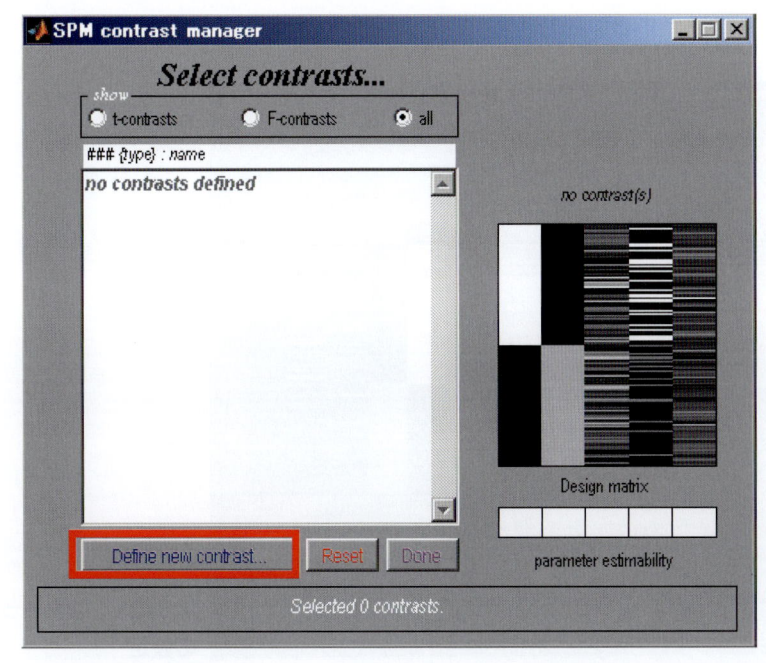

図5-23：コントラストマネージャー

このコントラストマネージャーで帰無仮説を表現します．

今の場合，帰無仮説は，

　　健常者の平均＝統合失調症患者の平均

ということになります．

健常者の平均はβ_1，統合失調症の平均はβ_2で表されるので，これは次のように書き換えるこ

5.2　群間比較（two-sample t-test）　　　83

とができます．

$$\beta_1 - \beta_2 = 0$$

これをさらに行列で書くと，以下のように書くことができます．

$$(1 \ -1)\begin{pmatrix} \beta_1 \\ \beta_2 \end{pmatrix} = 0$$

このとき，この(1 −1)のことを"コントラストベクトル"といいます．この値をコントラストとして入力することになります．

ダイアログ下の**Define new contrast...**をクリックしてください．すると，図5-24のようなダイアログが現れます．以下のように入れていきます．

name：適当な名前でかまいません．わかりやすい名前をつけます．ここでは，**Control > Schizophrenia**としましょう．

type：t-contrastかF-contrastかを選びます．ここでは**t-contrast**にします．基本はt検定ですが，もし，2つのコントラスト（健常者＞統合失調症と健常者＜統合失調症）を同時に表示したい場合などはF-contrastを選択します．

contrast：ここに**1 −1**と入力します．1と−1の間に**半角スペース**を入れることを忘れないでください．その後，右下にある**submit**ボタンをクリックします．正しく入力されると，右側の計画行列の上に自分が設定したコントラストが表示されます．

ここまでいったら下の**OK**をクリックしてください．

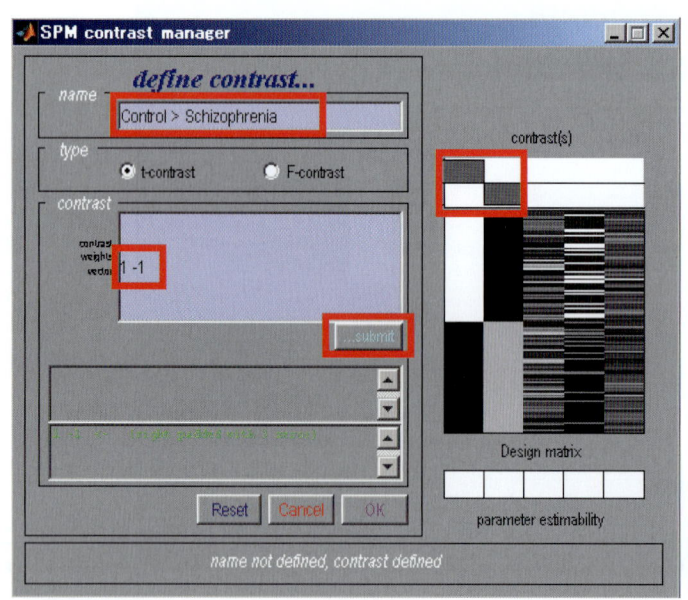

図5-24：コントラストの設定

図5-25のようなダイアログに戻りますので，**Control > Schizophrenia**のコントラストを選んで，**Done**をクリックしてください．

その後，左下のペイン（小窓）にいくつかの質問が出てきます（図5-26）．まず，最初に**apply masking**と聞かれます．これは，結果表示に対してさらにマスキングしたいかどうかの質問です．通常は，**none**とします．

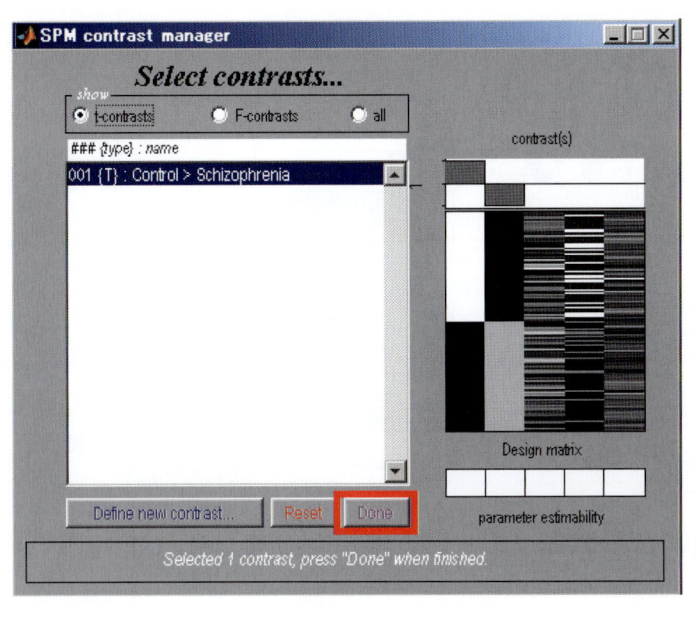

図5-25：設定したコントラストの選択

　その次に、p value adjustment to controlと聞かれます。ここでは、多重比較補正をするかしないかを聞かれますので、まずは多重比較補正をしない結果を見てみましょう。"none"を選択します。そうすると、閾値(threshold)を聞かれますので、デフォルトの0.001のままEnterキーを押します。さらにextent thresholdを聞かれます。extent thresholdとは、結果のかたまりがどのくらい広いと有意とするかという閾値です。今は、これを0のままEnterキーを押してください。

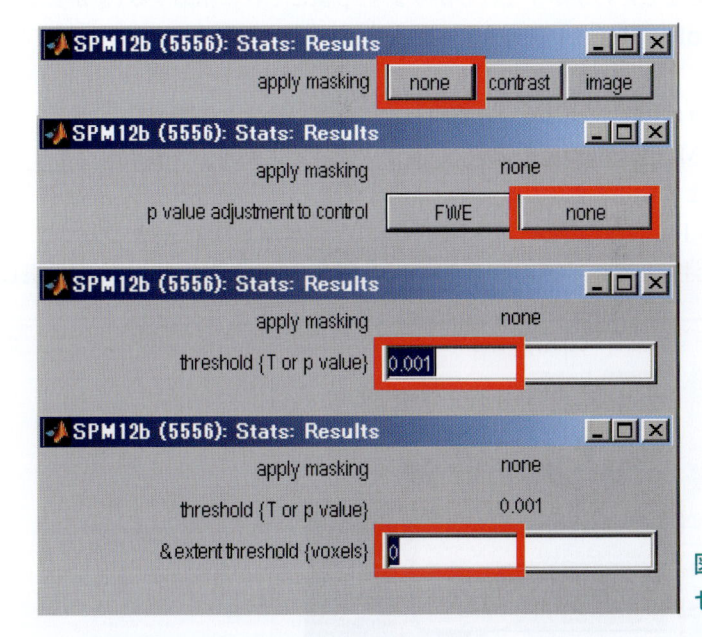

図5-26：結果表示までのプロセス（多重比較補正なし）

　そうすると、右のGraphicsウィンドウに統計結果が表示されます（図5-27）。結果の上部は多重比較補正なしで0.1％の有意水準で有意となる領域をガラス脳に投影したものです。

5.2　群間比較(two-sample t-test)　　　　　　　　　　　　　　　　　　　　　　　　　85

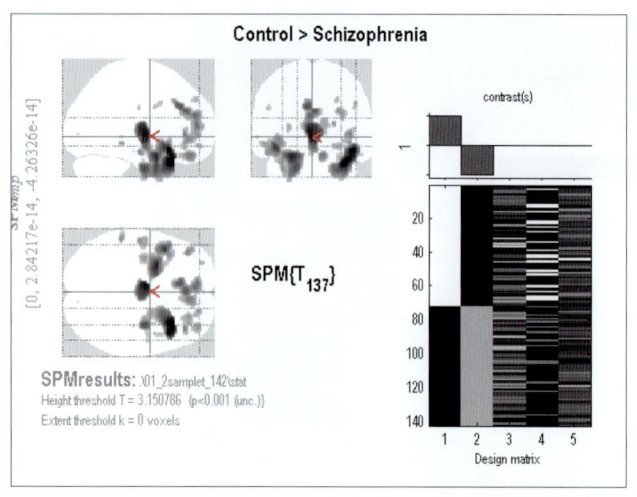

図5-27：結果表示
（ガラス脳）

　ガラス脳と言うように，透明なガラスの脳の形の上に，結果を表示していますので，すべてが透過して見えます．
　ここにさまざまな情報がありますので，まず，それを確認しましょう．
　SPM{T₁₃₇}：これは自由度が137のt検定の結果を表示していることを意味しています．137はどこから来たと思いますか？自由度は"画像の数－計画行列の列数"で決まります．今の場合，被検者の数が，142名です．ここから計画行列の5列をひいた数字137が自由度になります．
　SPMresults：\01_2samplet_142\stat：ここに，どのディレクトリにあるSPM.matを使ったのかが表示されます．
　Height threshold：ここには，統計のために設定した閾値が表示されます．あとで見返すときに，どの基準で検定をしたのかがすぐにわかります．p値とそれに相応するt値が表示されます．
　Extent threshold：Height thresholdと同様に設定した空間の広がりの閾値が表示されます．
　ちなみに，Extentは「空間の広がり」と表現しましたが，Heightは何でしょうか？答えは，ボクセル値です．VBMにおいては，モジュレーション後のボクセル値は容積になりますので，容積のt検定ということになります．
　次に，ガラス脳の上で右クリックしてください（ガラス脳の下の空白で右クリックすると別メニューがでますので注意してください）．そうすると，図5-28のようなメニューが出現します．

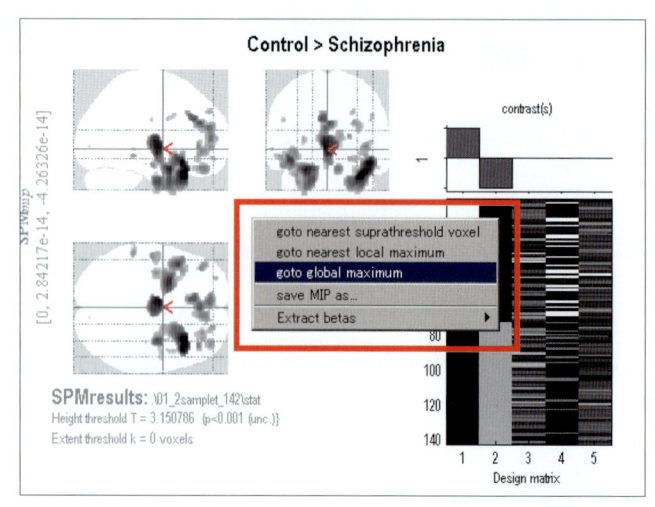

図5-28：ガラス脳の上で右クリックすると出現するメニュー

86　　第5章　統計モデルと結果表示

ここで，goto global maximumを選択してください．そうすると，2つの変化が生じます（図5-29）．

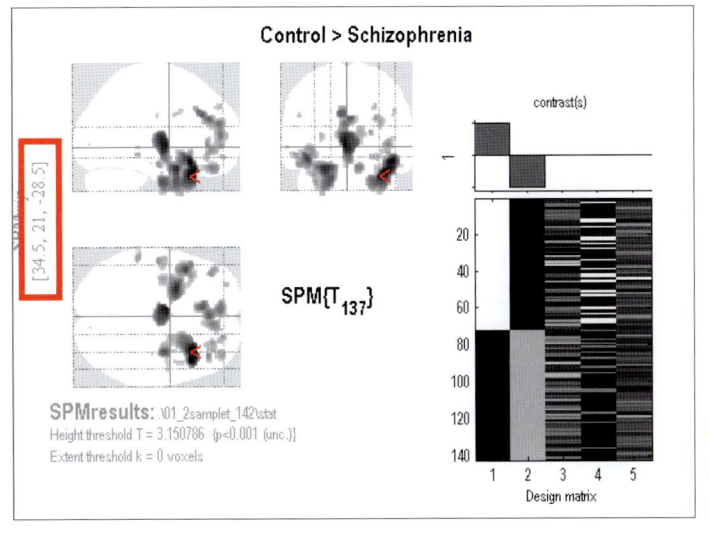

図5-29：goto global maximumで最も有意な場所を表示

1. 赤いくの記号が移動します．ここは，最も有意な場所を意味します．
2. 左側の座標が変化します．ここでは，[34.5, 21, −28.5]となります．これは，最も有意な場所の座標を意味します．この座標の解剖学的位置の求め方は後述します．

そのほかの項目は自分で試してみましょう．
続いて，Graphicsウィンドウの下にある表を見ていきましょう（図5-30）．
ここには非常に多くの情報が記されています．この中で大事なものを見ていきましょう．

図5-30：結果の表

5.2 群間比較（two-sample t-test）

87

1) set-level, cluster-level, peak-level

この表は大きく分けて3つの部分から構成されています．それがset-level, cluster-level, そしてpeak-levelです．以下のように考えることができます．

set-level：クラスター数c以上に多いクラスターのセットを見つけることができるかどうかを検証するものです．つまり，クラスター（cluster）の数がcより少なければ，それらのクラスターはすべて有意ということになります．ただ，これはあまり使われません．

cluster-level：ひとかたまりの有意であるボクセル群（クラスター：cluster）の広がりが有意に広いかを検証するものです．クラスターの大きさはk_Eで示されます．今の場合，一番最初のクラスターの大きさは2,520であり，多重比較補正なし（p_{uncorr}）でp<0.0001，多重比較補正ありでは，FDR（false discovery rate）でq = 0.003，FWE（family-wise error）でp = 0.001であり，いずれの方法でも有意に大きなクラスターであることがわかります．

peak-level：個々のボクセルの統計量が有意に大きいかを検証するものです．今の場合，一番最初に出てくるものは座標（35 21 − 29）のボクセルです．このボクセルにおけるp値は多重比較補正なし（p_{uncorr}）でp<0.0001，FDR補正（$q_{FDR-corr}$）でq = 0.003，FWE補正（$p_{FWE-corr}$）でp<0.0001となることがわかります．

よく混同されやすいのですが，peak-levelはボクセル値について検討し，cluster-levelはあるクラスターが有意に大きな塊かどうかを検討するものです．したがって，peak-levelでは1つ1つの座標についてT値が計算されることに対し，cluster-levelでは，T値はなく，クラスターの大きさを示すk値が示されます．それぞれが持つ意味は違うことに注意してください．

2) table shows 3 local maxima more than 8.0mm apart

この一文はさりげない一文ですが，大事なことを教えてくれています．この意味は「1つのクラスターに属するボクセルのうち，8mm以上離れている上位3つのボクセルを表示しています」となります．つまり今の場合，一番大きいクラスターは2,500個ものボクセルから構成されているのですが，結果では，そのクラスターの中で一番T値が高いボクセルが3つ表示されているにすぎないのです．したがって，結果はこれですべてだと思う必要はありません．統計の結果で，「そこよりも少しずれているところが本当は欲しいのだけども」と思ったとき，そこが同じクラスターに入っているのならば，その座標を報告することは何ら問題ないわけです．

3) Expected voxels per cluster

これは「1つのクラスターはこのくらいの数以上のボクセルから構成されるはず」というクラスターを構成するボクセル数の期待値になります．単純に考えるならば，この値を超えないようであれば，そのクラスターはノイズに等しいということになります．今の場合，137以下のクラスターは有意とは言えないということになります．ちなみに，これは現在設定している閾値に対しての値ですので，統計の閾値を変えるとこの値は変わります．筆者は，統計を行うとき，まずextent threshold = 0で結果を出し（図5-26），この値を見て，もう一度同じ統計をして，そのときにextent thresholdにこの値を入れることにより，ノイズの少ない結果を見るようにしています．

4) FWEp, FDRp, FWEc, FDRc

SPMでは多重比較補正を制御する方法として，family-wise error rateを制御する方法（FWE）とfalse discovery rateを制御する方法（FDR）があります．ここに示されている値は，

peak-level（pで示されます）およびcluster-level（cで示されます）で多重比較補正をしたときにp<0.05となるT値およびクラスターの大きさを示しています.

◆ 6. 標準脳画像上への結果表示

SPMで解析した論文を見ていると，脳画像上に結果が表示されていてわかりやすいですよね．いくつか方法があるのでやっていきましょう．これらはいずれもSPMの左下ウィンドウのoverlays...からアクセスできます（図5-31）.

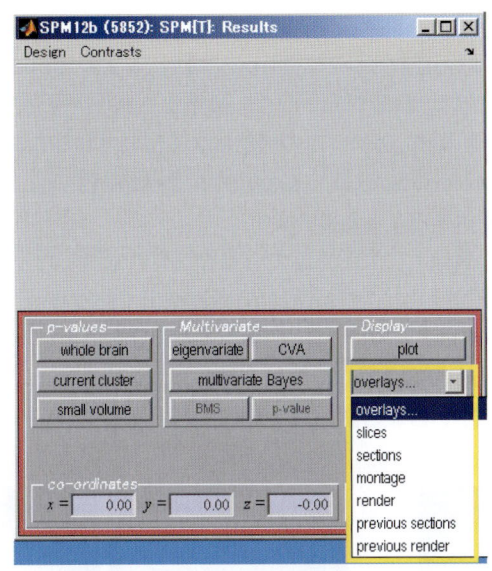

図5-31：標準脳画像上への結果表示

1) slices：3枚の水平断像への表示

slicesは上のガラス像で現在赤い矢印がある場所付近の水平断像を表示します．slicesを選択すると，"select image for rendering on"と表示されますので，自分が表示したい標準化された画像を指定します．標準的には，SPM12フォルダの中のcanonicalフォルダにある画像を選ぶとよいでしょう．今，ここではavg305T1.niiを選択します．なお，筆者は以前はsingle_subj_T1.niiを選ぶことが多かったのですが，最近はこれを選ばないようにしています．なぜならば，single_subj_T1.niiは文字通り一個人の画像でして，脳構造がすべて標準化されていないからです．このため，例えば本当は海馬に結果が出ているにもかかわらず，表示した画像では海馬にのっていないように見えるので違うと判断してしまうといったエラーが起こってしまう可能性があります．

選ぶと図5-32のような画像が表示されると思います．

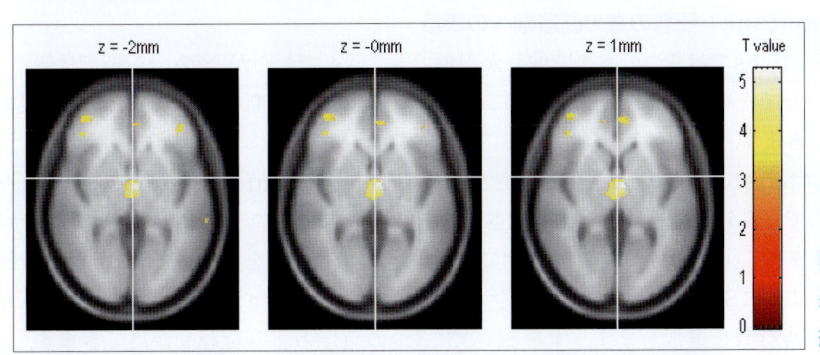

図5-32：slicesを用いた結果表示

このとき，ガラス脳で赤い矢印がある座標上での画像（中央）と下に2mm（左），上に1mm（右）ずらした断面での画像が表示されます．ここではこれ以上何もできませんので，使い勝手がよいとは言えず，筆者はそれほど使いません．むしろ次のsectionsとmontageを使う方が多いです．

2) sections：直交する3平面への表示

　sectionsは最も用いられる結果表示です．ガラス脳で赤い矢印がある座標の水平断，矢状断，冠状断の画像（直交平面）を表示するため，どこに結果が出ているのかをとらえやすくなります．また，この結果はインタラクティブで，見たい領域でマウスをクリックするとその座標での直交平面を表してくれるため便利です．sectionsを選ぶと，slicesと同じように"select image for rendering on"と表示されますので，自分が表示したい標準化された画像を指定します．すると，図5-33のような画像が表示されます．なお，この機能はよく用いられるものなので，別の統計をした際に同じ画像上に結果表示をしたければ，"previous sections"（p.89 図5-31参照）を選択することですぐに結果を表示することができます．

　ただ，論文に結果を表示するときに，画像上に表示されている青い交線を消したくなることがあります．そういうときはどうするかというと，このsectionの画像上で右クリックをします．そうすると，図5-34のようなメニューが出ますので，ここで"Crosshairs"のチェックをはずします．そうすると青い交線を消すことができます．そのほかにもここで見えるメニューには便利な機能がたくさん隠されていますので，いろいろ試してみてください．

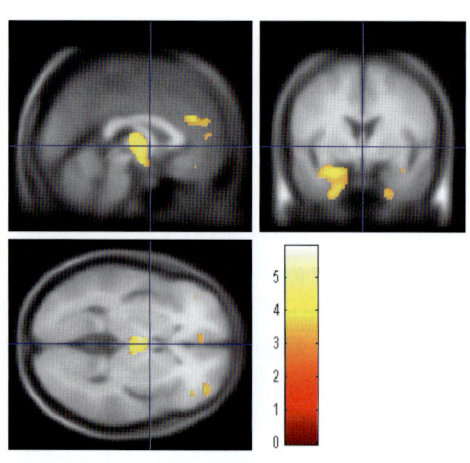

図5-33：sectionsを用いた結果表示

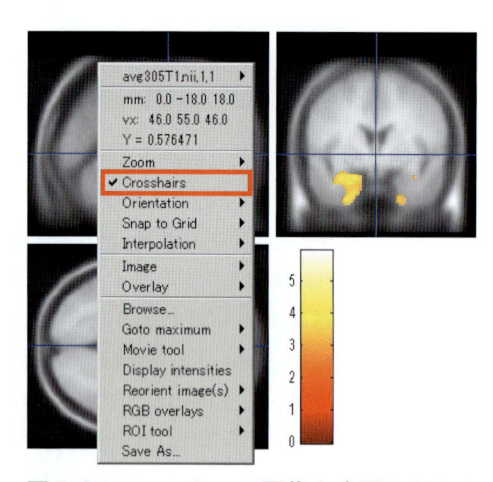

図5-34：sectionで画像を表示したときのメニュー

3) montage：任意の数の断層像への表示

　先のslicesでは3つの水平断像しか表示できませんでしたが，montageでは表示する画像の数を自分で決めることができ，さらに水平断，矢状断，冠状断のどれに表示するかも指定することができます．

　montageを選択すると先ほどと同じように"select image for rendering on"と表示されますので，自分が表示したい標準化された画像を指定します．今は先ほどと同じようにSPM12フォルダのcanonicalフォルダの中にあるavg305T1.niiを選択しましょう．すると，図5-35に示すようにSPMの左下のウィンドウに，Axial, Coronal, Sagittalと表示されますので，（今は）Axialを選択します．すると，次に3つの数字の組み合わせが出てきます．これを今は

−50：2：40とします．これは，画像を表示する範囲を決める組み合わせで，−50：2：40は「z軸方向に−50から＋40まで2スライスごとに表示する」という意味になります．ここまで選ぶと結果が図5-36のように表示されます．確かに−50から40まで1つおきに画像が表示されていますね．もし，これを4スライスごとに表示したかったら，−50：4：40とすればよいわけです．

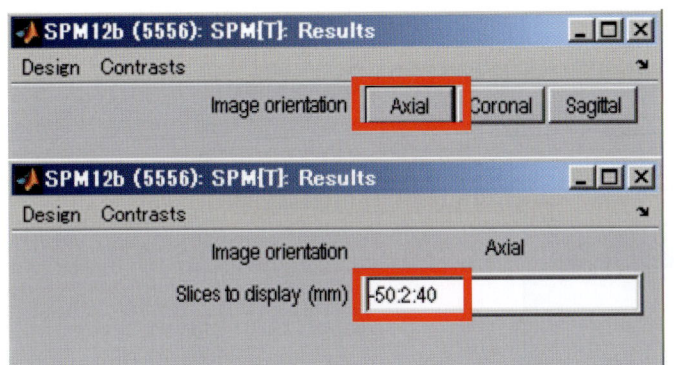

図5-35：montageの設定

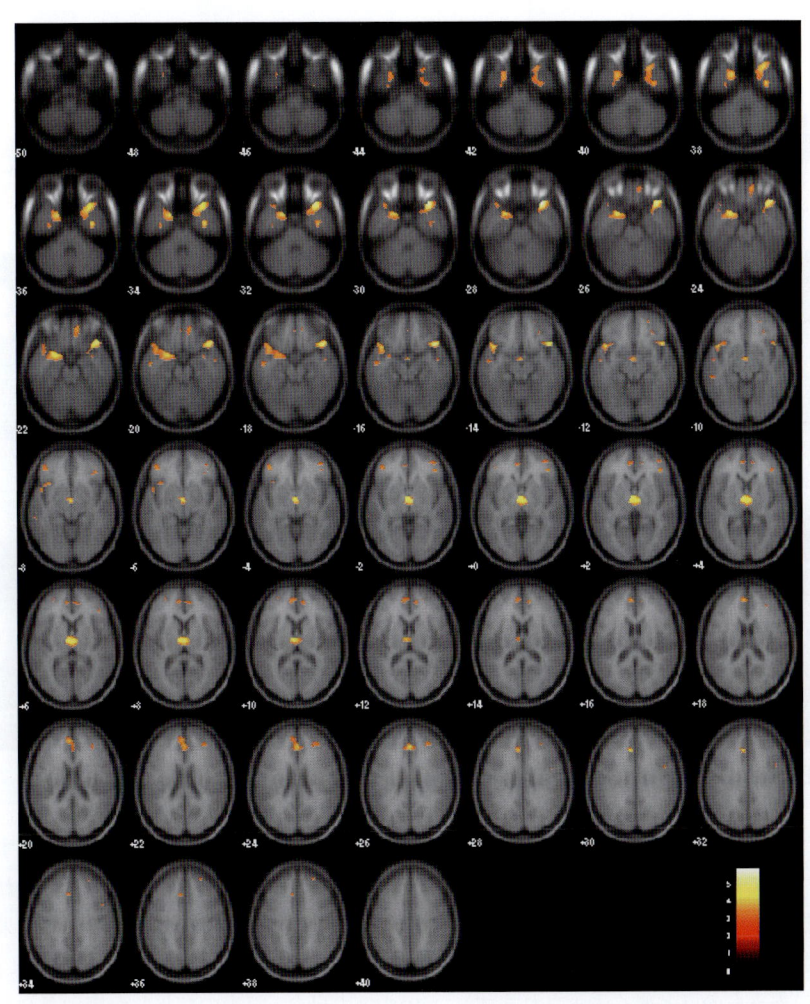

図5-36：montageを用いた結果表示

5.2 群間比較（two-sample t-test）

91

4) render：脳表への表示

最後に脳表に結果を表示してみましょう。renderを選択すると、Render fileというダイアログが出現します。ここで、SPM12フォルダの中のrendフォルダの中にあるrender_single_subj.mat、render_smooth_average.mat、render_spm96.matの3つから選びます（図5-37）。違いは見た目の違いです。図5-38に示しますので、自分の好きなものを選んでください。今は、render_single_subj.matを選択します。

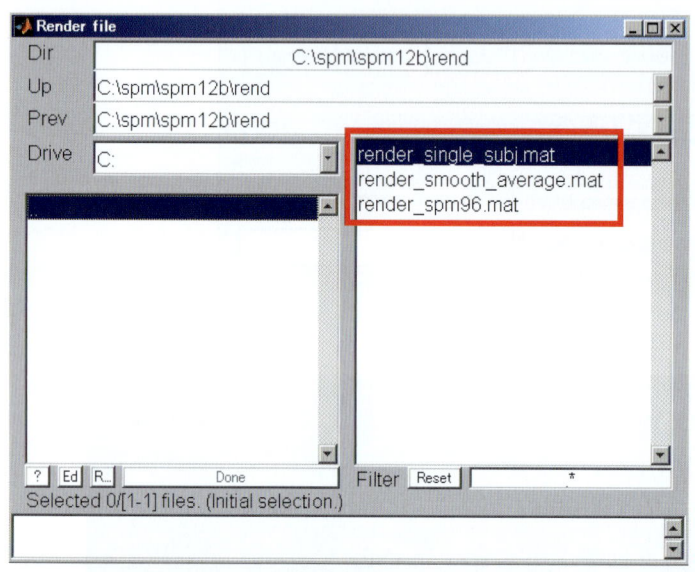

図5-37：rendに用いる3つのファイル

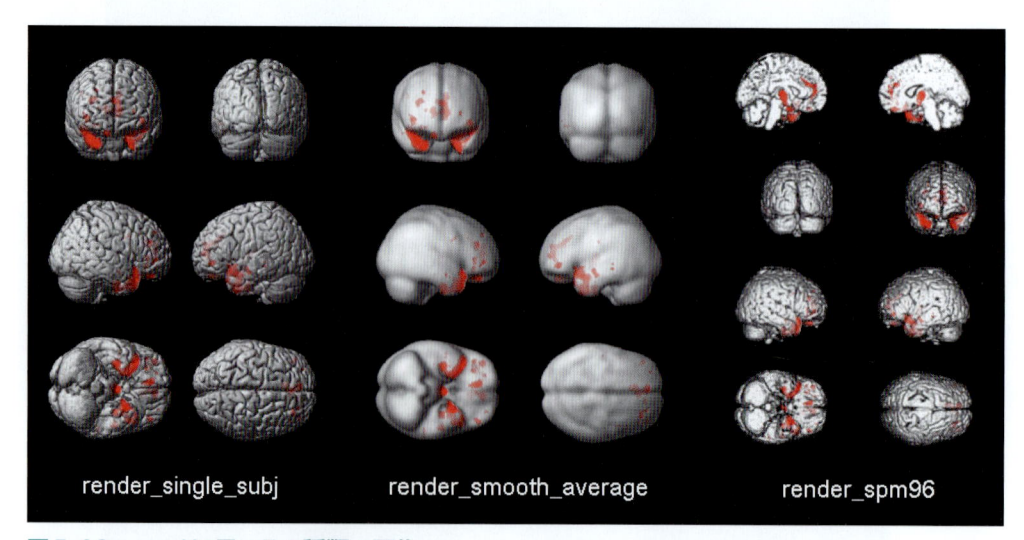

図5-38：rendに用いる3種類の画像

そうすると、図5-39に示すように左下のウィンドウに複数の選択肢が表示されます。最初にStyleとしてnewとoldを選ぶことになります。oldはSPM96、SPM99で用いられていた方法で、脳表から20mmの深さまでの結果だけを表示します。基底核などの深部の結果は表示されません。その一方でnewの場合は、脳表から60mmの深さまでの結果が表示されます（深いところにあるものほど薄く表示されます）。renderの場合、脳表の結果しか表示されないと思いがちですので、注意が必要です。違いを図5-40に示します。今はnewを選択します。

newを選択した場合，次に結果の色の強さを選択します．自分の好きな色の強さを選びます．より強くしたければlotsを選びます．最後に色の種類を選びます．RGBでは，赤系の色が出ます（2つ以上の結果を表示すると，2つめは緑系，3つめは青系で表示されます）．Customでは，自分の好きな色を選択することができます．これで結果が表示されます．いろいろ試してみて自分の好みの表示方法を見つけてみてください．

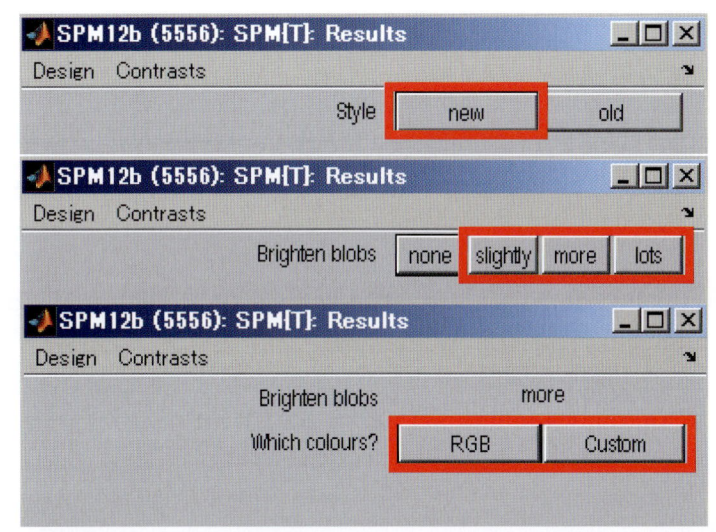

図5-39：renderのオプション

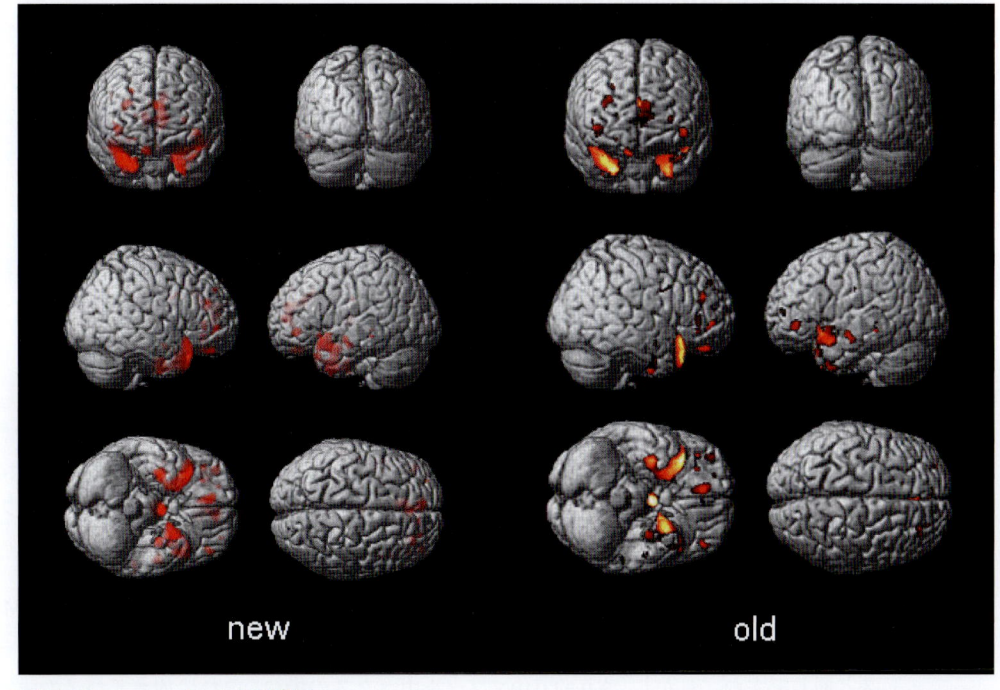

図5-40：newとoldの違い

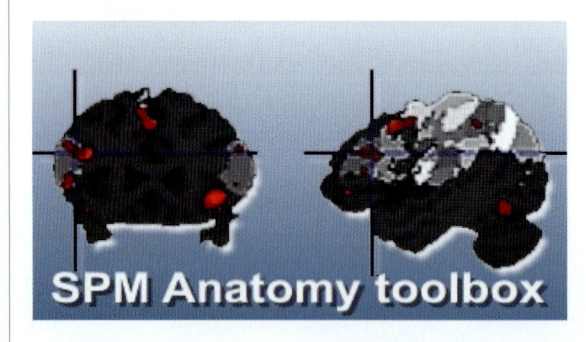

◆ 7. 解剖学的位置の同定

　ここまで結果をさまざまな形で表示してきました．しかし，「それはどこ？」という質問には答えられていませんね．SPMの結果は，MNI座標で表されます．このMNI座標には1つ1つ脳の解剖学的位置が決められています．SPMそのものにはこのMNI座標と解剖学的位置をリンクするプログラムは実装されていませんが，SPMの拡張プログラムにはそれらの機能を持つものがあります．具体的には以下のようなものです．

- Anatomy Toolbox
- WFU PickAtlas
- xjview

　ここでは，SPM12にも対応しているAnatomy Toolboxをインストールしてみましょう．
　Anatomy Toolboxのダウンロードページにいきます（検索エンジンでAnatomy Toolboxと調べた方が早いでしょう）．

> http://www.fz-juelich.de/SharedDocs/Downloads/INM/INM-1/DE/Toolbox/Toolbox_18.html

　そのページにあるAnatomy Toolboxへのリンクからzipファイルをダウンロードします（図5-41）．

図5-41：Anatomy Toolboxのダウンロードページ

　ダウンロードができたらファイルを展開し，展開されたAnatomyフォルダをSPM12フォルダの中にあるToolboxの中に移動します[†3]．ここまでは前に作業したMaskingツールボックスと同じですね．しかし，Anatomyツールボックスの場合，これに加えてパスの設定が必要になります．これをしないとSPM12が正しく動作しなくなりますので，必ず行うようにしてください．これから行う作業は，一言で説明するならば，「Anatomyツールボックスのパスが必ずSPM12の下に来るように設定する」ことです．

[†3]：Windowsで展開するとAnatomyフォルダの中にさらにAnatomyフォルダが作成されることがあります．この場合は一番下にあるAnatomyフォルダをSPM12のToolboxに移動してください．

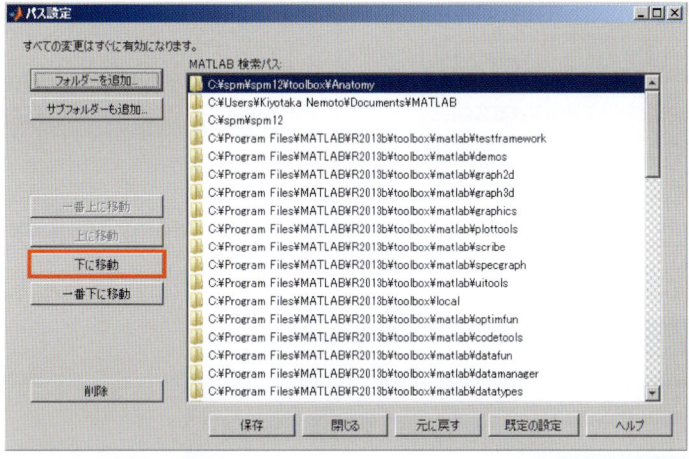

このために一度SPMおよびMATLABを終了します．一度MATLABを終了しないとパス設定がうまくいきませんので，必ず一度終了してください．そのうえで，再度MATLABを起動し，「パスの設定」を開いてください．そして，「フォルダーの追加」から，Windowsの方は，C:¥spm¥spm12¥toolbox¥Anatomyを，Macの方は，/Users/ユーザ名/spm/spm12/toolbox/Anatomyをパスに追加します．そうするとAnatomyフォルダがパスの一番上にきます（図5-42）．次に，Anatomyフォルダがハイライトされている状態で，ウィンドウの左にある「下に移動」を数回クリックし，AnatomyフォルダがSPM12の下に来るようにし，保存します（図5-43）．これでAnatomy Toolboxのインストールは完了です．再度SPM12を起動してください．

図5-42：Anatomyフォルダをパスに追加

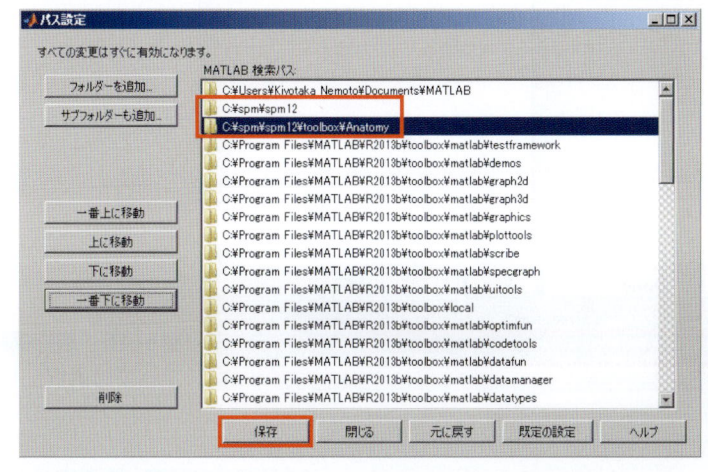

図5-43：AnatomyフォルダのパスをSPM12の下に移動し，保存

　そうしたら，左上のメニューのToolboxからAnatomyを選択します（図5-44）．
　そうすると，Graphics画面にAnatomy Toolboxの起動画面が現れます．一番下にあるStartをクリックすると，図5-45のような画面になります．上から2つ目の"Cytoarchitectonic probabilities at defined MNI coordinates"を選択します．
　すると図5-46のようにSelect Mapと出ますので，AllAreas_v18_MPM.matを選択してください．

5.2　群間比較（two-sample t-test）　　　　　　　　　　　　　　　　　　　　　　　　　95

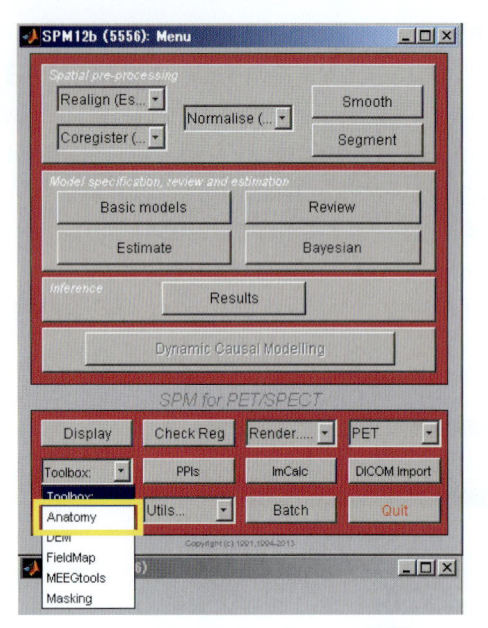

図5-44：Anatomy Toolboxの起動

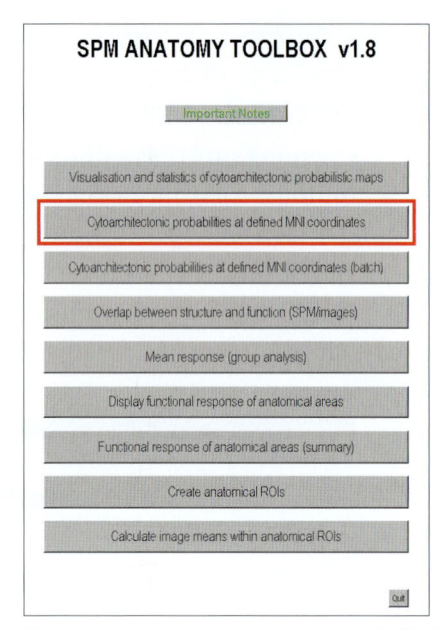

図5-45：Anatomy Toolboxの初期画面

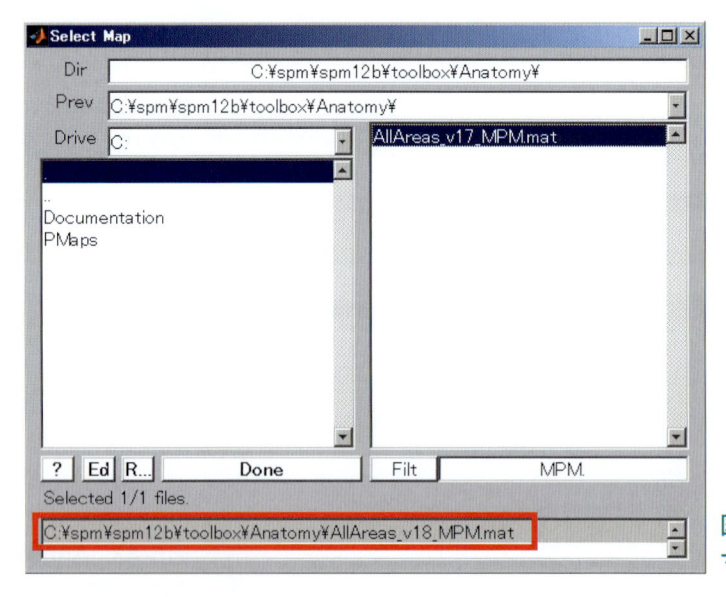

図5-46：細胞構築確率マップの選択

　すると，左下のペイン（小窓）にCoordinatesとして"Anatomical"，"MNI"と出ますので，MNIを選択します．これで図5-47のような画面が現れます．
　マウスで脳画像の適当なところをクリックすると，解剖学的位置が表示されます．また，mmと書かれているところに座標を入力すると，その座標の解剖学的位置を同定します．このようにすれば座標を同定できますね．

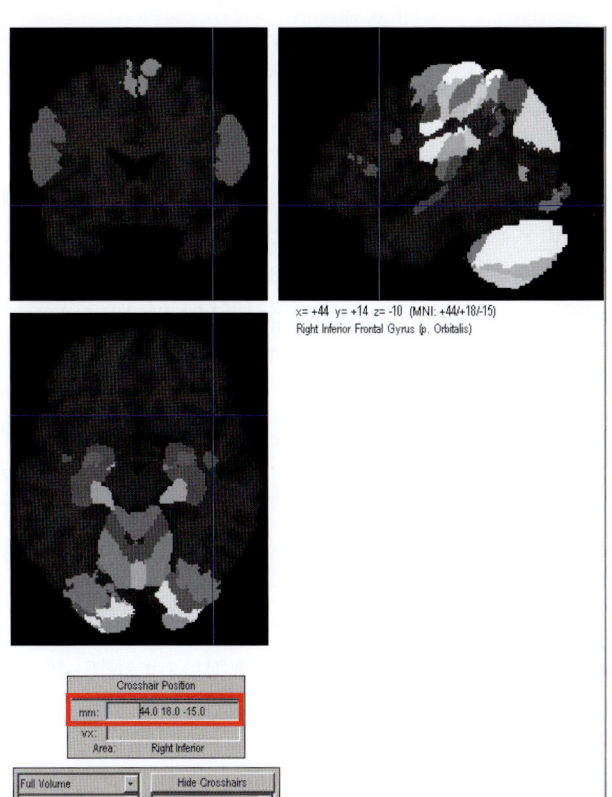

図5-47：Anatomy Toolbox
を用いた解剖学的位置の同定

　以上が，Anatomy Toolboxの基本なのですが，ひとつ注意があります．それは，Anatomy Toolboxのヘルプ機能が正しく動作せず，SPM自体の動作もおかしくなってしまうということです．図5-48に示すように，Anatomy Toolboxの右上にある？マークはクリックするとエラー表示になり，SPMがうんともすんとも言わなくなります．もし，間違って押してしまった場合は，焦らずにSPMを終了し，MATLABも終了し，そのうえでもう一度MATLABを起動し，SPMも起動してください．このことで，パスの設定がデフォルトに戻り，正しく動作するようになります．SPMを終了するだけではだめですので，MATLABを再起動することを忘れないで下さい．

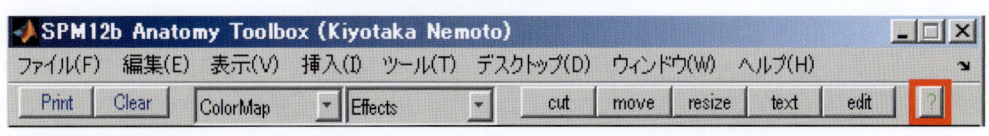

図5-48：Anatomy Toolboxのヘルプボタンはエラーとなるために使用しない

◆ 8. SPMの結果とAnatomy Toolboxの同時表示

　さて，前項でAnatomy Toolboxの使用方法の基本を見てきましたが，ひとつ困ったことが起きます．それは，SPMの結果で得られる座標から，Anatomy Toolboxで解剖学的位置を同定したいのに，Anatomy Toolboxを起動すると，SPMの結果が消えてしまうということです．こんなとき，方法は2つあります．ひとつは，SPMの結果を最初にCSVファイルに書き出して，Excelなどの表計算ソフトでその結果を表示させながら，Anatomy Toolboxを使う方法，そし

てもうひとつは，SPMを2つ起動する方法です．CSVファイルへの書き出し方は次項で説明します．ここでは，SPMを2つ起動する方法を説明しましょう．もっと正確に言うと，MATLABを2つ起動する方法です．WindowsとMacで方法が異なります．

Windowsの場合

　Windowsの場合は非常に簡単です．MATLABのアイコンをクリックして，MATLABを起動した後，もう一度MATLABのアイコンをクリックするだけです．そうすれば，MATLABが2つ起動します．2つウィンドウがないと思われるかもしれませんが，まったく同じ場所に起動していますので，ウィンドウが重なっています．なので，ひとつのMATLABのウィンドウを横にずらしてあげれば，2つ同時に表示できます．

Macの場合

　Macの場合はWindowsのように単に2回クリックしただけでは，2つ立ち上がりません．MATLABのバージョンによって方法が少し異なりますので，自分のバージョンに合わせて以下の方法を試してください．

[R2012a以降の場合]

　R2012a以降の場合，比較的簡単にMATLABをもう1つ起動できます．最初にMATLABを起動します．その次に，DockにあるMATLABを右クリック（Ctrl+クリック）します．そこに出てくる"Open Additional Instance of MATLAB"を選択します（図5-49）．そうすることで，別のMATLABが起動します．

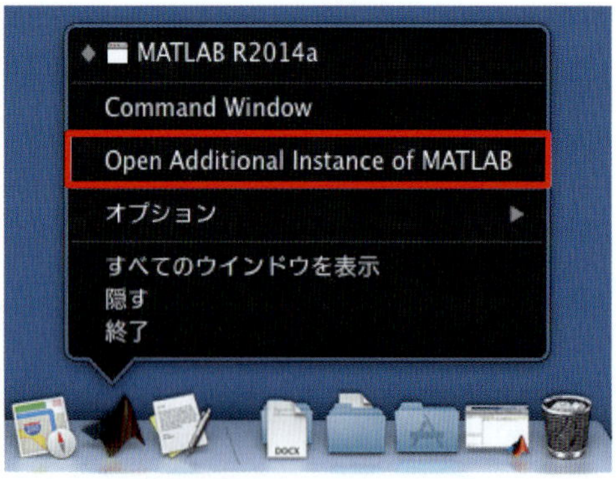

図5-49：R2012a以降ではMATLABのアイコンを右クリックでもう1つのMATLABを起動

[R2011b以前の場合]

　R2011b以前では，上のように簡単にはいきません．ターミナルを使う必要があります．ひとつのMATLABは通常のように起動してください．その後，アプリケーション→ユーティリティからターミナル.appを選択して，ターミナルを起動します．そうすると，図5-50のようなウィンドウが立ち上がります．そこの$記号のあとにmatlabとタイプすると，2つ目のMATLABが起動します．私の環境では，ターミナル上にTime Machine関連のメッセージが表示されましたが，これは特に気にしなくて大丈夫なものです．もし，ターミナルから2つのMATLABを起動したい場合には，次のように起動すると，MATLABが2つ同時に起動できます．

```
$ matlab & matlab
```

　Macも含むUNIX系のOSではコマンドの後に&をつけると，そのコマンドをバックグラウンドで走らせるという意味になります．なので，今の場合，最初のMATLABをバックグラウンドで走らせ，2つ目のMATLABも起動するという意味になります．

図5-50：R2011b以前ではターミナルからもう1つのMATLABを起動

SPMとAnatomy Toolboxの同時起動

ここまで準備ができたら，次のようにします．
ひとつのMATLABでは，

```
>> spm
```

とタイプし，もうひとつのMATLABでは，

```
>> Anatomy
```

とタイプします（図5-51）．Anatomyは最初大文字でないとAnatomy Toolboxは起動しません．MATLABのコマンドは大文字と小文字を区別しますので注意してください．

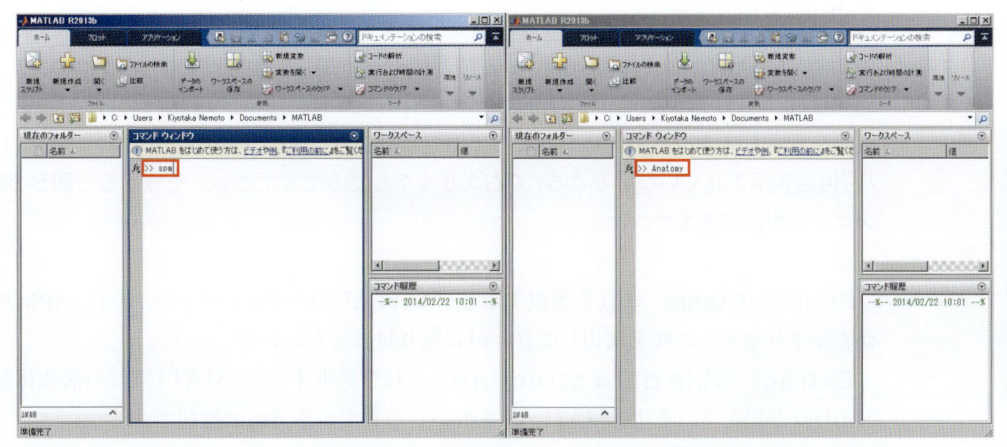

図5-51：ひとつのMATLABからSPMを起動し，もうひとつのMATLABからAnatomy Toolboxを起動

そうすると，片方ではSPMが起動し，もう片側では，Anatomy Toolboxが起動します．SPMの方では，いつものようにPET&VBMを選択すれば，図5-52のようになるはずです（ウィンドウが重なる可能性もありますので，自分で見やすい位置にずらしてください）．こうすれば，

片側でSPMの結果を表示させ，その値を見ながら，Anatomy Toolboxで解剖学的位置を同定するということができますね．

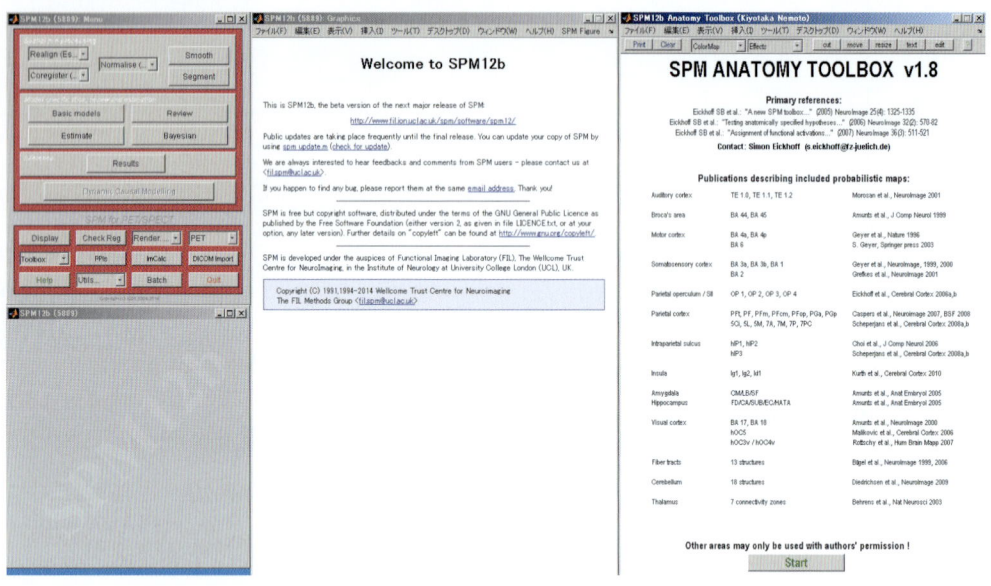

図5-52：SPMとAnatomy Toolboxが同時に表示される

◆9. 表のエクスポート

　　SPMの結果の表はとても大事で，論文で使用するものです．SPMにはこの結果をさまざまな形式に出力する機能があります．WindowsではExcel形式に，MacやLinuxではCSVファイル形式に出力できます．CSVというのは，comma-separate valuesの略で，コンマ区切りテキストと言われます．これはテキストファイルなのですが，ひとつひとつの値がコンマで区切られているため，Excelなどで読み込むことで容易に表にすることができます．

　　それでは，その方法を見ていきましょう．先ほどの群間比較の結果をまず表示します．「5. 結果表示（Results）」（p.82）で作業した方法に従ってSPMのメニュー（Menu）ウィンドウのResultsからChapter5_data→01_2samplet_142→statの中にあるSPM.matを選択し，結果を表示します．結果が出たところで，Graphicsウィンドウの数値が表示されていないところ（何も表示されていないところ）で右クリックしてみてください．そうすると図5-53のようなメニューが出てきます．

　　Print text table：これを選択すると，MATLABのコマンドウィンドウに，SPMの結果の表が表示されます．これを選択してExcelに貼り付けてもいいでしょう．
　　Extract table data structure：これを選択すると，MATLABの構造体配列であるTabDatが出力されます．MATLABを使いこなしている方には便利です．
　　Export to Excel（Windowsのみ）：これを選択すると，Excelがインストールされているならば，Excelが起動し，結果がExcelに表示されます．
　　Export to CSV file：結果をCSVファイルに出力します．

　　CSVファイルに関しては出力先が通常と異なるので，工夫が必要です．以下はMacの方の方法です．

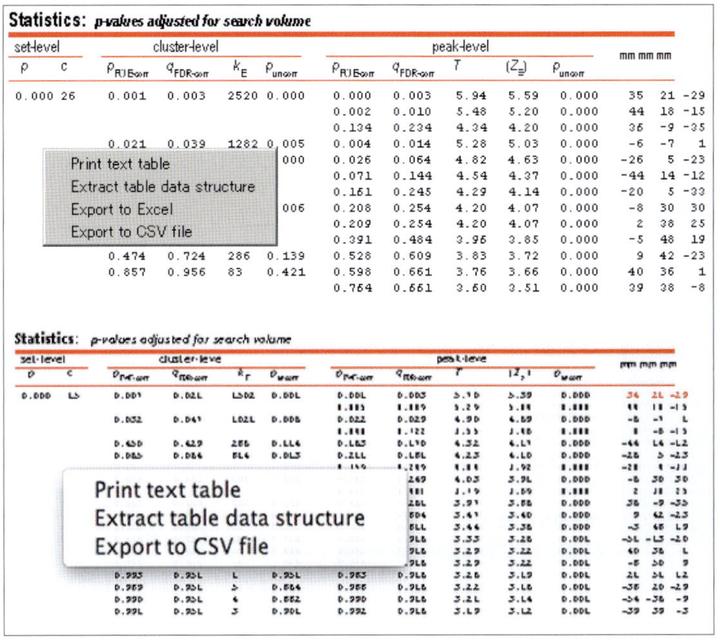

図5-53：結果のエクスポートのメニュー（上：Windows，下：Mac）

Export to CSV file を選択すると，MATLABのウィンドウに，図5-54のような画面が表示されます．このウィンドウ自体は，CSVファイルの内容をMATLABに取り込むためのものですが，今，私達はMATLABに取り込むのではなく，他のソフトウェアから使いたいと思いますので，このウィンドウ自体では何も操作しません．ただ，ファイルがある場所がわかります．このウィンドウの一番上に，Import - /private/tmp とあり，その後に長い名前のCSVファイルがあります（このファイル名はいつも変わりますので，ファイル名自体に意味はありません）．ということは，このCSVファイルは /private/tmp にあるというわけです．Finderでこの場所に移動しましょう．Finderのメニューの移動から「フォルダへ移動...」を選択します（図5-55）．そうすると，「フォルダの場所を入力」と出ますので，そこに /private/tmp と入力し，「移動」をクリックします．そうすると，/private/tmp の中が表示され，そこにCSVファイルがあるのがわかります（図5-56）．このファイルを右クリックすることで，「このアプリケーションで開く」を選択すれば，ExcelやNumbersのような表計算ソフトで開くことができます．その後，「名前をつけて保存」とし，適当なフォルダに保存することで，結果の表を保存できます．なお，注意していただきたいことは，CSVのエクスポート先は今後変更される可能性もあることです（今のまま

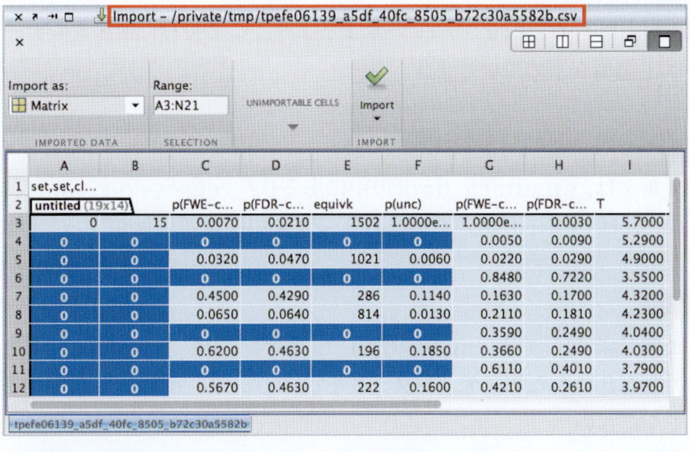

図5-54：
Export to CSV fileを選んだ後にMATLABのウィンドウに現れるImportウィンドウ

5.2 群間比較（two-sample t-test）

101

だと使い勝手が悪いので，作業ディレクトリに出力できないかどうかSPMの開発者に問い合わせています）．なので，上記Importウィンドウに表示されるディレクトリをよく見るように心がけてください．

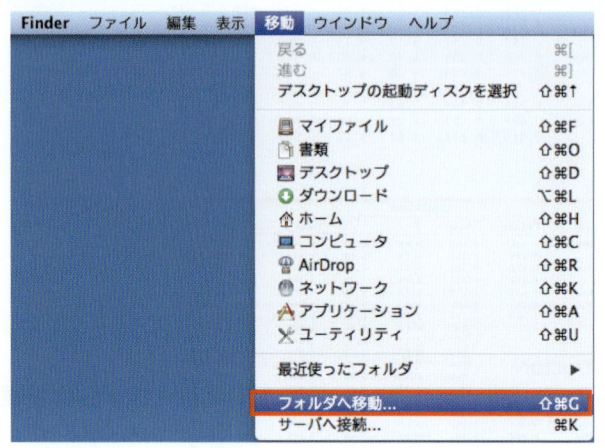

図5-55：Finderからフォルダへ移動を選択

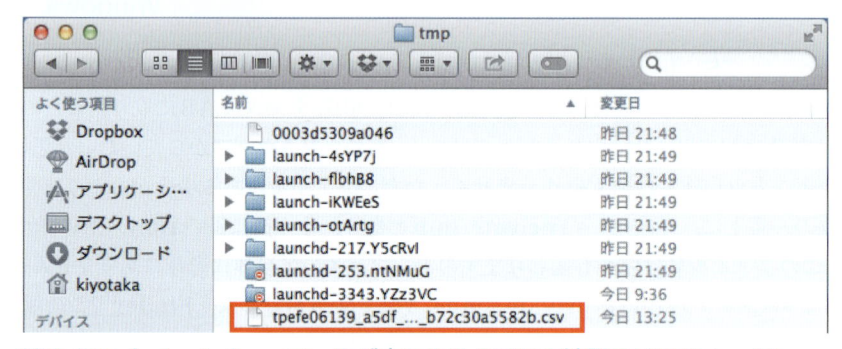

図5-56：/private/tmpフォルダ内にあるSPMの結果のCSVファイル

　以上，長い道のりでしたが，SPMの結果表示のところを一気に駆け抜けてきました．まだ，多重比較補正の話をしていませんが，これは，次の「5.3　相関解析」のセクションで話すことにしましょう．

5.3　相関解析

　群間比較の次は，相関解析の方法を学んでいきましょう．ここでは，健常者のデータを用いて年齢と負の相関を示す領域を求めていきます．

◆ 1. データフォルダ

　今回のデータフォルダは，Chapter5_dataの中にある02_regression_controlというフォルダになります．ここにはControlフォルダがあり，71人の灰白質画像が入っています．

◆ 2. 統計用フォルダの作成

　群間比較のときと同じように，02_regression_controlの中にstatフォルダを作成します（p.72参照）．その後，SPMから作業ディレクトリをchapter5_dataの02_regression_controlに移動してください．

◆ 3. 変数の読み込み

今回はMATLABから直接年齢や全脳容積などの変数を読み込んでみましょう．今，02_regression_controlフォルダにcon_var.txtというテキストファイルがあり，この中にさまざまな変数が格納されています（図5-57）．具体的には第1列にID，第2列に年齢，第4列に性別，第5列に利き手，第8列に全脳容積（TBV）となります．

```
%ID    Age   Type    Gender  Hand   GMV     WMV     TBV
%            1=con   1=M     1=R
%            2=sz    2=F     2=L
40013  34    1       1       1      677.87  452.14  1130
40014  31    1       1       1      612.17  398.65  1010.8
40017  30    1       2       1      682.9   427.72  1110.6
40018  47    1       1       1      660.19  454.81  1115
40019  44    1       1       1      687.82  459.96  1147.8
40020  22    1       1       1      835.06  517.34  1352.4
40023  48    1       1       1      687.81  425.05  1112.9
40024  42    1       1       1      678.31  515.06  1193.4
40026  44    1       1       1      621.06  417.12  1038.2
40027  48    1       1       1      676.53  481.7   1158.2
40030  43    1       1       1      717.05  457.26  1174.3
```

図5-57：con_var.txtにおさめられている変数

これをMATLABに読み込ませることで，これらの変数を計画行列の共変量に入れることができます．

MATLABのコマンドウィンドウから以下のようにタイプしてください．

```
>> load con_var.txt
```

すると，図5-58に示すように，ワークスペースにcon_varという変数が作成されます．これはワークスペースの値のところに71×8とあるように71行8列の行列です．

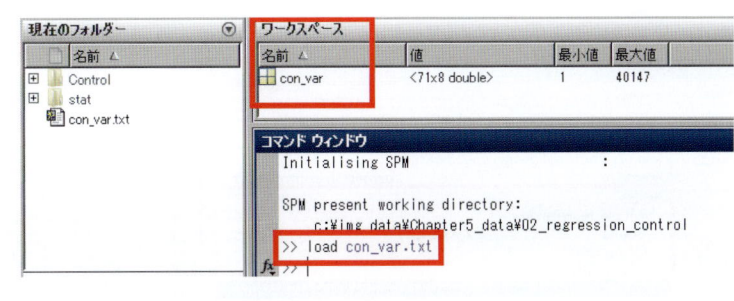

図5-58：テキストファイルからの変数の読み込み

◆ 4. 統計モデルの作成

相関解析では，"Multiple regression"を用います．左上のメニューのBasic modelsをクリックして，Batch editorを起動します．

1) Directory（ディレクトリ）

ここは，統計モデルが設定されるSPM.matファイルを保存するディレクトリになります．先ほど作成したstatフォルダを指定します．

2) Design（統計デザイン）

次に，Designをクリックします．今回はMultiple regressionを選択します．

そうすると，以下の項目が出現します．

- **Scans**：ここにControlフォルダにある画像をすべて選択します．**Specify...**をクリックしてControlフォルダの画像を**右クリック**から**Select All**ですべて選択してください．群間比較のところでも述べましたが，Macの方はSelect Allの際に注意が必要です．必ず一番上のファイルの上で**Ctrl＋クリックし**，**Select All**を選んでください．そうしないと，変数と画像の対応が変わってしまい，結果がまったく異なってしまいます．
- **Covariates**：New：Covariateをクリックし，Covariateを入れる項目を作成します．VectorでSpecify...をクリック（Vectorをダブルクリックでも同じウィンドウが開きます）し，そこに，

```
con_var(:,2)
```

と入力します（図5-59）．これは，con_varという変数の第2列という意味です．**Name**には**Age**と入れましょう．**Centering**は**Overall mean**とします．

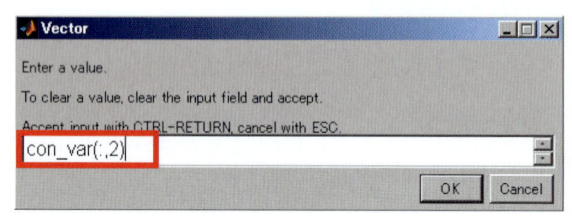

図5-59：変数の設定

- **Intercept**：Interceptは切片という意味です．相関解析では，ボクセル値をy，年齢をxとするときに$y = \beta_0 + \beta_1 x + \varepsilon$という式で表されます．**Intercept**はデフォルトでは**Include Intercept**となりますが，これは切片β_0を想定するということになります．

これらを適切に設定すると，図5-60のようになるはずです．確認してください．

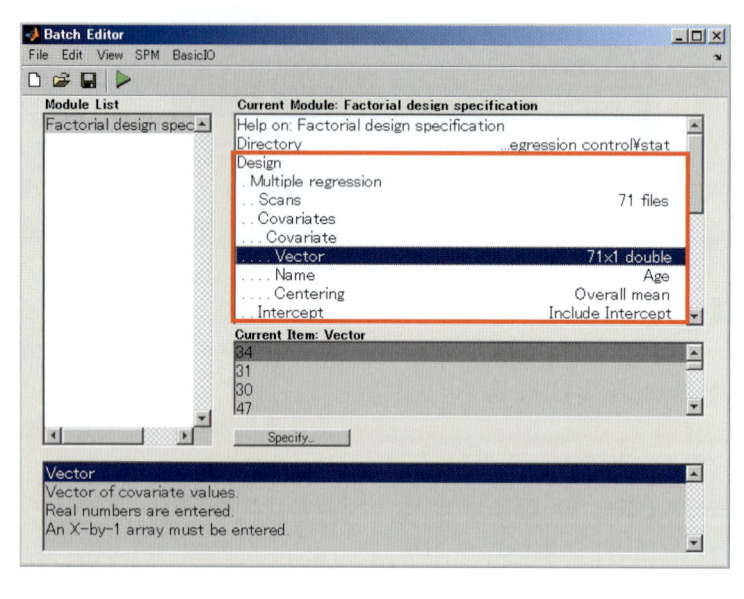

図5-60：Designの各項目が設定された画面（前半）

3) Masking（マスキング）

群間比較と同様にExplicit Maskingを設定しましょう．復習となりますが，以下のようにしてください．

- Threshold masking：すでに作ってあるマスクを使いますので，Noneとします．
- Implicit Mask：デフォルトのままYesとします．
- Explicit Mask：Chapter5_dataの00_maskフォルダにあるaverage_optthr.niiファイルを指定します．

4) Global calculation（全体量の計算）

ここも群間比較と同じです．全脳容積（TBV）を指定します．ただ，群間比較ではExcelを用いましたが，ここでは先ほどのMATLABの変数を用いましょう．今，全脳容積は第8列にありますので，以下のようにします．

Global calculationのところでUserを選択します．そうすると，Global valuesと出てきますので，Specify...をクリックか，Global valuesをダブルクリックして開くウィンドウで，

```
con_var(:,8)
```

と入力します（図5-61）．

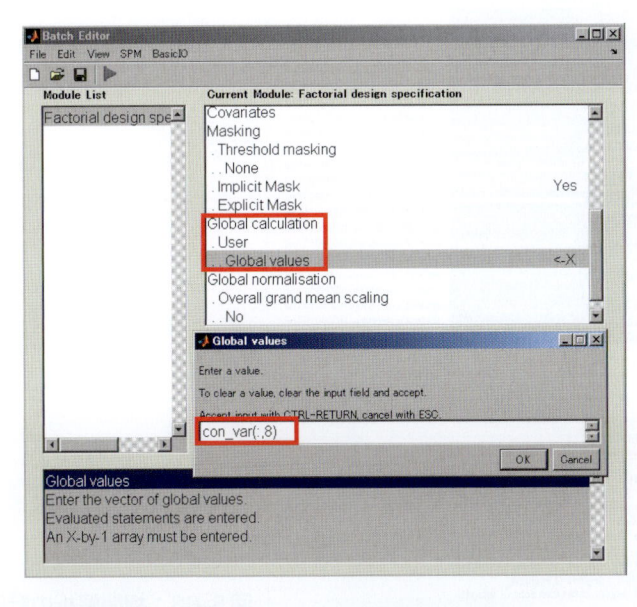

図5-61：全脳容積（TBV）の設定

5) Global normalisation（全体量の正規化）

ここも群間比較と同じでOverall grand mean scalingはNo，NormalisationはANCOVAを指定します．

後半の設定は図5-62のようになるはずです．

すべて設定できたら，02_design_matrix.matという名前で保存して実行 ▶ しましょう．図5-63のような計画行列ができたら正しく設定できたことになります．ちなみにInclude Interceptを選ぶと必ず計画行列の左端（mean）にy切片の列ができます．

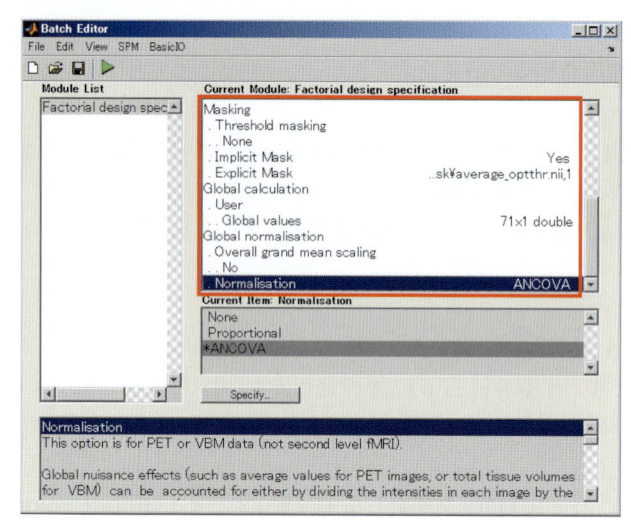

図5-62：Designの各項目が設定された画面（後半）

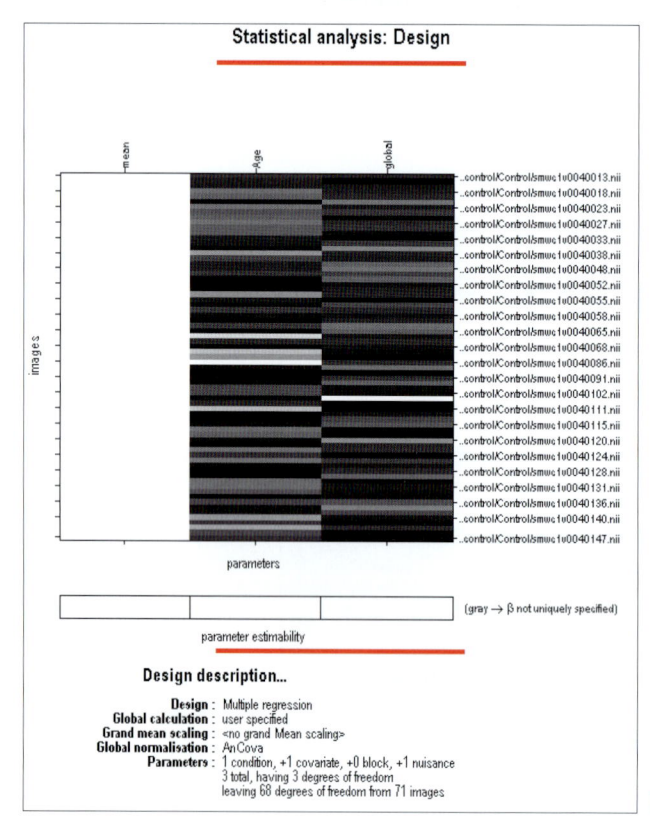

図5-63：相関解析の計画行列

◆ 5. 統計的推定（Estimate）

前項（p.103「4. 統計モデルの作成」）で作成した計画行列を使ってt統計量を計算していきます．これも群間比較と同じです．メニュー（Menu）から**Estimate**を選び，Chapter5_data/02_regression_control/statフォルダにあるSPM.matを指定するだけです．なお，**Method**は**Classical**としてください．また，Write residualsという選択肢もありますが，デフォルトの**No**のままで大丈夫です．残差の画像を得たいときのみYesにします．そうしたら，実行ボタン ▶ を押してEstimateしてみましょう．

今の場合，画像のボクセル値をyとすると，以下のような式を想定します．

$$y = \beta_0 + \beta_1 x_1 + \beta_2 x_2 + \varepsilon \qquad (1)$$

ここで，x_1は被検者の年齢，x_2には全脳容積が入ります．εは残差です．Estimateは各被検者のxの値が与えられた時に，上の式を説明できるようなβを求める計算を行います．

βの計算のために，行列を考えます．イメージしやすいように，6人のデータが以下のようであるとします．

ボクセル値	x_1	x_2	ε
y_1	28	1125	ε_1
y_2	27	1150	ε_2
y_3	29	1134	ε_3
y_4	26	1140	ε_4
y_5	30	1145	ε_5
y_6	28	1136	ε_6

このとき，(1) の式は，行列で表すと以下のように表現できます（センタリングをかけると年齢などに入る値は年齢−平均年齢になりますが，ここではセンタリングはかけていないということで説明します）．

$$\begin{bmatrix} y_1 \\ y_2 \\ y_3 \\ y_4 \\ y_5 \\ y_6 \end{bmatrix} + \begin{bmatrix} 1 & 28 & 1125 \\ 1 & 27 & 1150 \\ 1 & 29 & 1134 \\ 1 & 26 & 1140 \\ 1 & 30 & 1145 \\ 1 & 28 & 1136 \end{bmatrix} \begin{bmatrix} \beta_0 \\ \beta_1 \\ \beta_2 \end{bmatrix} + \begin{bmatrix} \varepsilon_1 \\ \varepsilon_2 \\ \varepsilon_3 \\ \varepsilon_4 \\ \varepsilon_5 \\ \varepsilon_6 \end{bmatrix}$$

これを一般式で表現すると以下で表せます．

$$Y = X\beta + \varepsilon$$

群間比較のときとまったく同じ式であることにお気づきしょうか．これが統計を一般線形モデルで行うメリットです．異なる統計モデルも同じ式，$Y = X\beta + \varepsilon$で表現することができるため，計算方法などを共通化できるわけです．先ほどと同様にEstimateでまだわからないパラメータ行列β（β_0, β_1, β_2）を計算していきます．今，関心があるβはβ_1となります．X軸に年齢，Y軸にボクセル値をとった時の散布図を考え，回帰直線を考えるとき，β_1はその回帰直線の傾きとなります．

◆ 6. 結果表示（Results）

それでは結果を出してみましょう．左上のメニュー（Menu）ウィンドウのResultsをクリックし，今Estimateを行ったstatフォルダにあるSPM.matを選択します．すると，コントラストマネージャー（contrast manager）が現れますので，"Define new contrast..."でコントラストを決めます．

今の場合，年齢と負の相関を来す領域を求めたいと思います．ボクセル値を表す式は次のように表されるのでした．

$$y = \beta_0 + \beta_1 x_1 + \beta_2 x_2 + \varepsilon$$

そうすると，年齢の係数であるβ_1についてコントラストを決めればよいことになります．

帰無仮説は,「年齢とボクセル値に相関はない」となり,$\beta_1=0$となります.対立仮説は「年齢とボクセル値には負の相関がある」ので,$\beta_1<0$となります.β_0とβ_2については共変量として考慮しませんので,次のような行列式を考えるとβ_2だけ残すことができます.

$$(0\ -1\ 0)\begin{pmatrix}\beta_0\\\beta_1\\\beta_2\end{pmatrix}=-\beta_1$$

よって**コントラストベクトル**は(0 −1 0)となります.したがって図5-64のように入力します.なお,SPMの場合,後ろの0は省略できますので,(0 −1)でもかまいません.

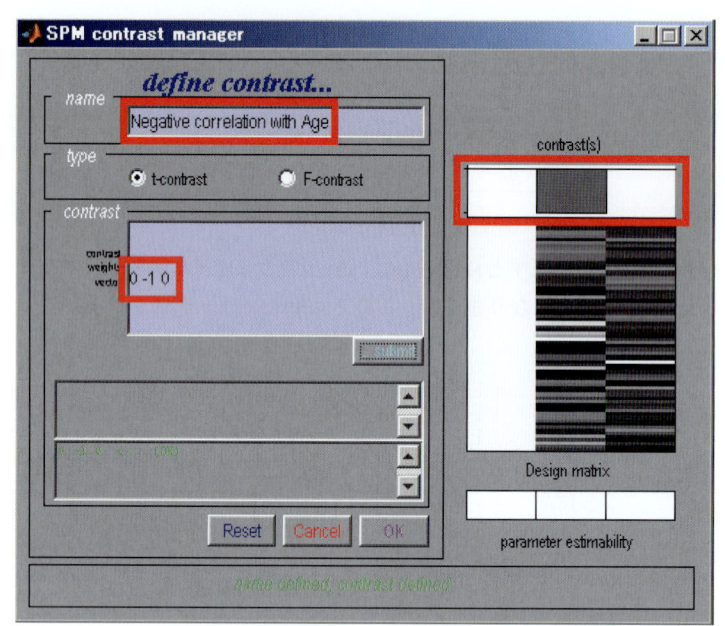

図5-64:相関解析のコントラストベクトル

ここまで入力したらsubmitをクリックし,OK→Doneといきましょう.
そうしたら,apply maskingをnoneとし,p value adjustment to controlもnoneとし,thresholdを0.001,extent thresholdは0とすると(p85図5-26参照),多重比較補正をしない結果が出力されます(図5-65).非常に多くの領域が出てきますね.ここで多重比較補正をしてみましょう.

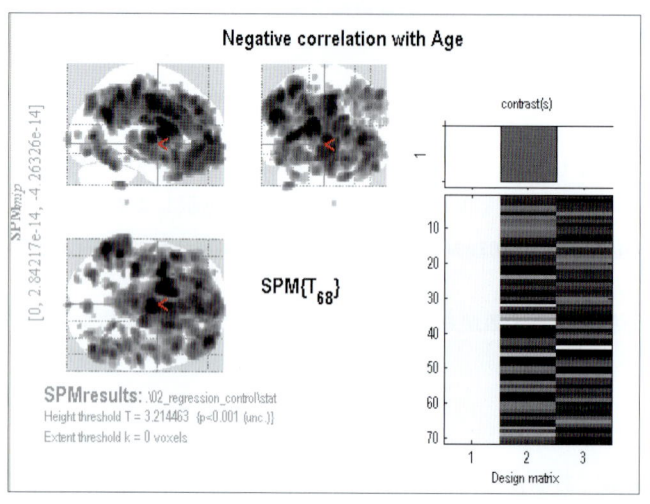

図5-65:年齢と負の相関を来す領域(多重比較補正なし)

◆ 7. 多重比較補正

多重比較について丁寧に説明しようとするとたくさんのページが必要になりますので，ここでは簡単に説明します．

これまでは多重比較補正をしないでp＜0.001で検討をしてきました．これは次のようにも表現できます．「すべてのボクセルのうち，0.1％は偽陽性を許容する」．

VBMの場合，脳は15万ボクセル程度で表現されます．となると，そのうち0.1％，すなわち1,500ボクセルが偽陽性となる可能性があるわけです．このように検定を繰り返すときに検定全体で起こるエラーのことをfamily-wise error（FWE）と言います．通常の1回あたりの有意水準をよくあるような0.05とすると，FWEは大きくなってしまいます．これを補正しようというのが多重比較補正です．多重比較補正には，FWE制御による補正とFDR（false discovery rate）制御による補正の2つがあります．以下に具体的な方法を示していきます．

1）FWE制御による補正

FWE制御による補正はSPMで最も保守的な補正方法です．一度補正なしで結果を出した後にFWE補正による結果を出す方法は簡単です．左下のウィンドウのメニューにあるContrastsから，Significane level→Set to 0.05（FWE）と選びます（図5-66）．そうすると，多重比較補正がなされた結果が表示されます（図5-67）．このとき，画面左下にHeight threshold T = 4.951377 {p<0.05（FWE）}という表示に変わっていることに注意してください．

Graphicsウィンドウの下半分には座標の一覧が表示されますが，その下にExpected voxels per cluster,<k> = 25.546とあります．つまり，26ボクセルより小さいクラスターはノイズにすぎないということですので，もう一度左下ウィンドウのメニューのContrastsからSignificance Level→Change...とし，FWE p<0.05とし，extent thresholdに26と入れます（25.546より大きい整数として）．その結果を図5-68に示します．先ほどよりもすっきりした結果になることがわかります．

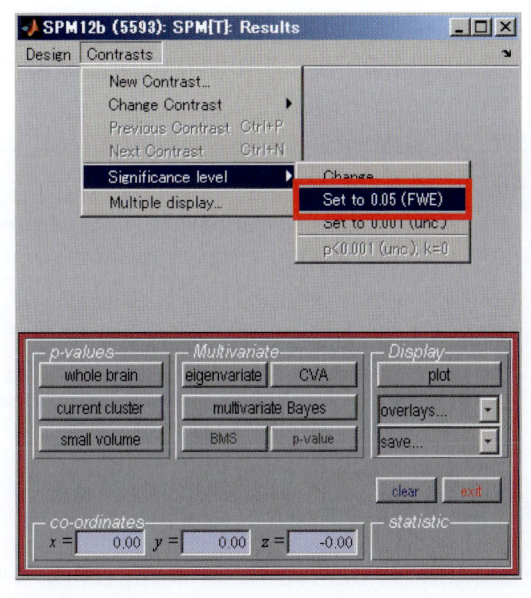

図5-66：統計閾値の簡単な変更方法

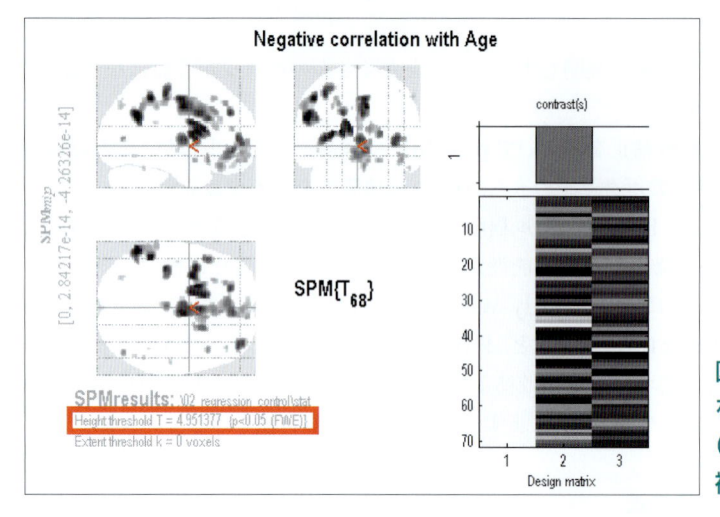

図5-67：年齢と負の相関を来す領域（FWE制御による多重比較補正あり）

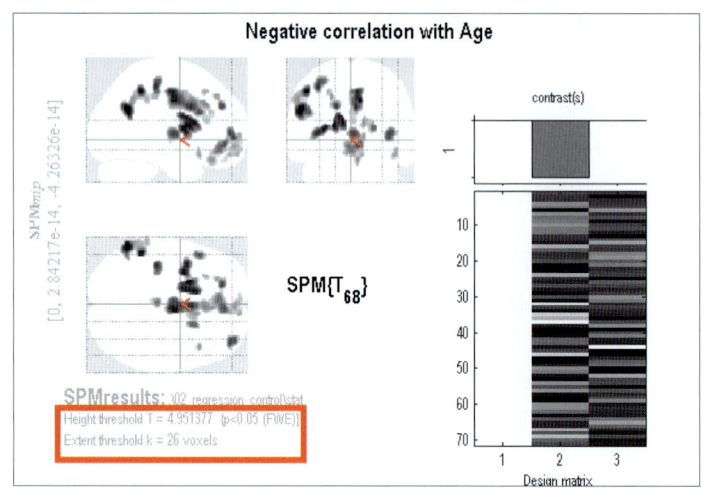

図5-68：年齢と負の相関を来す領域（FWE制御による多重比較補正に加えてExtent thresholdの設定も追加）

2）FDR制御による補正

　次にFDR制御による多重比較補正を見ていきましょう．FDRとはfalse discovery rateの略で，棄却された仮説のうち誤って棄却された真の帰無仮説の割合のことを言います．FDR制御はFWE制御に比べてやや緩いのですが，SPM8以降導入されたtopological FDR（トポロジー的FDRとも訳せるのでしょうか）では，それほどまで緩くありません．

　topological FDRを行うには，まず，多重比較補正なしでp<0.001, Extent thresholdも指定しないで結果を出します．そのときに下の値に注目します（図5-69）．

図5-69：統計閾値にまつわるさまざまな情報

　topological FDRに必要な数値は，FDRpとFDRcの2つです．FDRpはFDR補正をかけたときにp<0.05となるためのt値を示し，FDRcは同じくFDR補正でp<0.05となるためのクラスターの大きさです．

110　　　第5章　統計モデルと結果表示

今の場合はFDRp = 4.882, FDRc = 829ですから，この値を入れていきます．左下ウィンドウのメニューからContrasts→Significance level→Change...から

p value adjustment：none
threshold {T or p value}：4.882
& extent threshold：829

とします．そうするとトポロジー的FDR補正がかかった結果が表示されます（図5-70）．

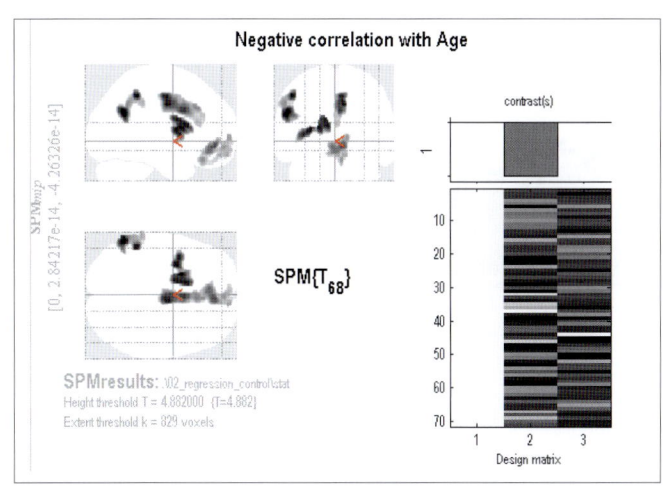

図5-70：年齢と負の相関を来す領域（トポロジー的FDR制御による多重比較補正あり）

◆ 8. 散布図の作成

SPMではグラフを作成することもできます．ここでは，最も有意な領域における年齢とボクセル値の相関図を作成してみましょう．

先ほどのFDR補正の結果（図5-70）のガラス脳の上で右クリックし，"goto global maximum"を選択します．そのうえで，左下のウィンドウの"plot"をクリックします．すると，同じウィンドウ内に"Plot..."と出ますので，Fitted responsesを選択します（図5-71）．

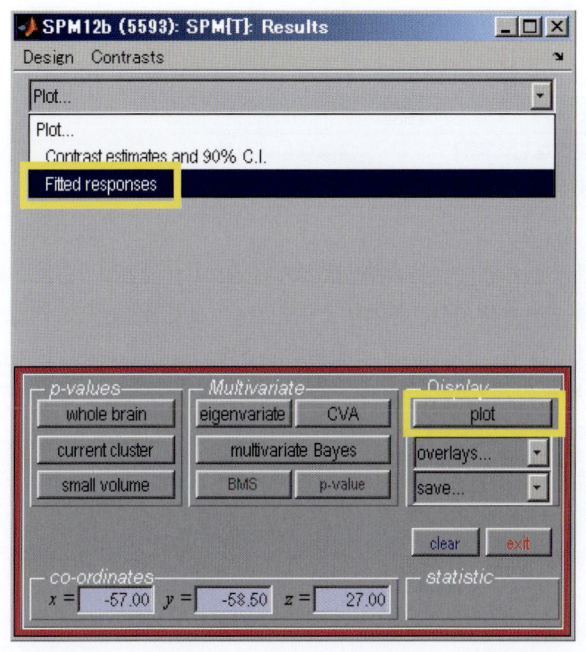

図5-71：plotから散布図の作成

次に聞かれるのは "predicted" か "adjusted" かです．ここは adjusted を選択しましょう．
その次に plot against... と出てきます．ここでは "an explanatory variable" を選択します．すると，"Which explanatory variable?" と聞かれます．今は年齢の相関を見たいので，Age を選択します．すると，右のGraphicsウィンドウにグラフが描出されます（図5-72）．

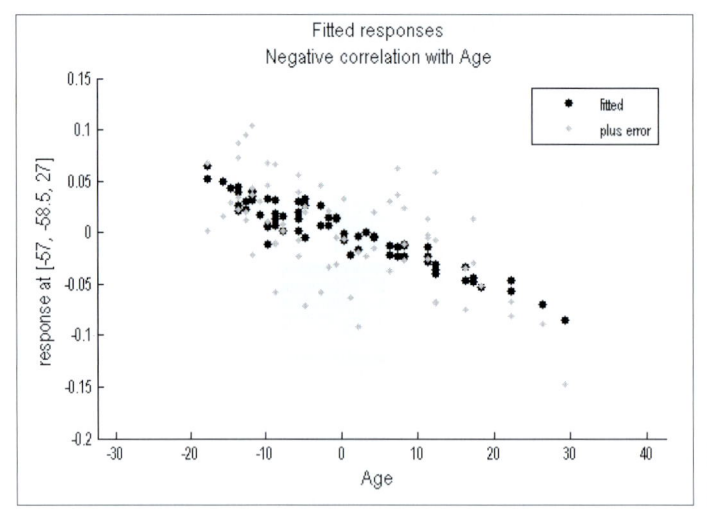

図5-72：あるボクセルと年齢の相関関係

5.4 要因の分散分析

これまで「5.2 群間比較（two-sample t-test）」（p.72），「5.3 相関解析」（p.102）と見てきました．最後に2要因の分散分析についての方法を示したいと思います．その前にSPMで統計モデルを作ろうとするときに "factorial design specification" と出てきます．この factorial とは何でしょうか？英語でいう factorial analysis は要因解析と訳されています．表5-1のようなモデルを考えます．これによって「疾患」と「性別」の2つの要因がどのように関わっているのかを知ることができます．

表5-1 要因解析（factorial analysis）の1例

疾患の有無	性別	
	疾患なし／男性	疾患なし／女性
	疾患あり／男性	疾患あり／女性

ここで言葉の定義ですが，「疾患の有無」と「性別」は要因（Factor）となり，各々の要因の下位分類は水準（Level）とされます．今の場合，要因は2つで，各々の要因に対してそれぞれ2つの水準がある（疾患：ありとなし，性別：男と女）ことがわかります．

2要因の分散分析は，要因解析の代表的な例です．ここでは，統合失調症の有無と性差がどのように脳形態に影響を及ぼすかを見ていきます．

◆ 1. 2×2表の作成

分散分析を行う際に一番大事なことは，まず自分で表を作ることです．そうすると，SPMでデザインを作りやすくなります．

ここでは，表5-2のようにします．

表5-2　2要因分散分析における2×2表

疾患の有無	性別	
	健常／男性	健常／女性
	患者／男性	患者／女性

こうするとき，行列の観点から，「健常者女性」は1行2列のセルにあると言えます．同じく患者男性は2行1列にあると言えます．これはあとでデータを指定するときに効いてきますので，困ったらこの表に戻ってきてください．

◆ 2. データの分類

上の表5-2から，データは4群に分かれます．筆者は解析をする際に，データを事前にこの4つの群に分類しておくようにしています．そうすることで，データを指定しやすくなるからです．

今の場合，データはChapter5_dataの中の03_2way_anovaフォルダの中に入っています．健常者（control：C）か患者（patient：P）か，男性（male：M）か女性（female：F）かでフォルダ名が決まっています．したがって，CFは健常女性，PMは患者男性とわかります．

◆ 3. 統計用フォルダの作成

これまでと同じように，03_2way_anovaの中にstatフォルダを作成します．その後，SPMから作業ディレクトリを03_2way_anovaに移動してください．

1）変数の読み込み

今回もMATLABから直接年齢や全脳容積（TBV）などの変数を読み込んでみましょう．03_2way_anovaフォルダにvariables.txtというテキストファイルがあり，この中にさまざまな変数が格納されています．

MATLABのコマンドウィンドウから以下のようにタイプしてください．

```
>> load variables.txt
```

すると，142行5列の変数が読み込まれるはずです．

◆ 4. 統計モデルの作成

2要因の分散分析では，"Full factorial"を用います．左上のメニューのBasic modelsをクリックして，Batch Editorを起動します．

1) Directory（ディレクトリ）

ここは，統計モデルが設定されるSPM.matファイルを保存するディレクトリになります．先ほど作成したstatを指定します．

2) Design（統計デザイン）

次に，Designをクリックします．Full factorialを選択します．
そうすると，以下の項目が出現します．

● Factors（要因）

すでにFactorは1つ準備されていますが，今は2つのFactorが必要ですので，New：

Factorをクリックして2つのFactorを準備します．

1つのFactorはDiseaseという名前（Name）にします．Levelは2になります．（疾患の有無）もう1つのFactorはGenderにします．こちらもLevelは2になります．（男女別）

2つのFactorとも，IndependenceはYes，VarianceはUnequal，Grand mean scalingとANCOVAはともにNoとします（図5-73）．

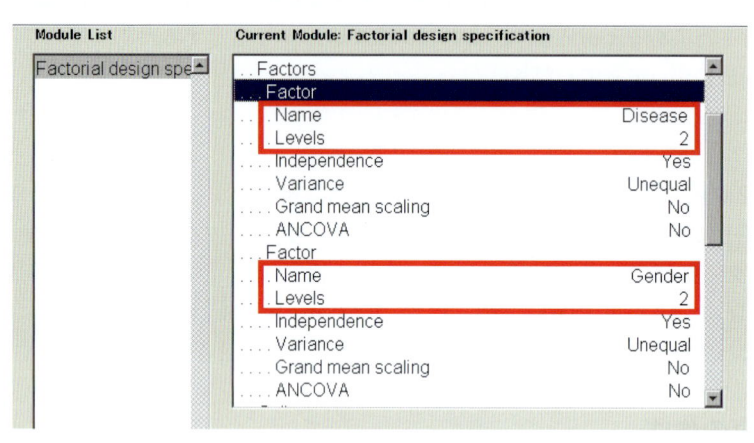

図5-73：Factorの設定

● Cell（セル）

Cellは「個室」「小部屋」という意味があります．Excelの「セル」と同じで，具体的には先ほど作った表の中身になります．つまり，今は4つのセルが必要ということになります．ここでもCellは1つは準備されていますので，New: Cellを3回クリックして，4つのセルを作成してください．

そして以下のようにレベルを設定していきます．落ち着いて先ほどの表5-2を見ながら設定すれば，作業していることがわかるかと思います（図5-74）．

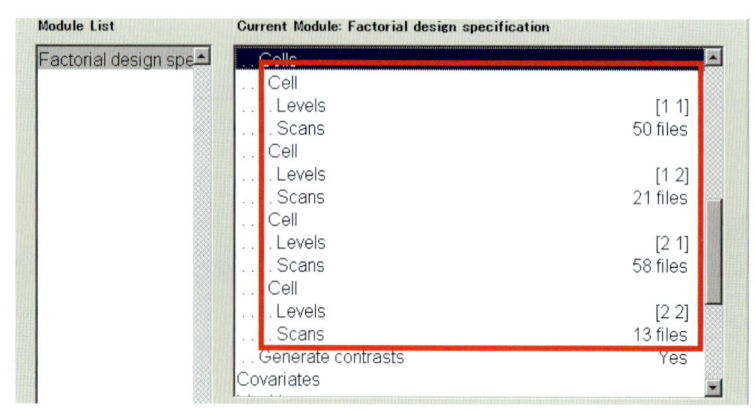

図5-74：Cellの設定

```
Cell
    Levels 1 1
    Scans 表5-2の1行1列，つまり健常男性CMのフォルダにある画像を指定
Cell
    Levels 1 2
    Scans 表5-2の1行2列，つまり健常女性CFのフォルダにある画像を指定
Cell
    Levels 2 1
    Scans 表5-2の2行1列，つまり患者男性PMのフォルダにある画像を指定
Cell
    Levels 2 2
    Scans 表5-2の2行2列，つまり患者女性PFのフォルダにある画像を指定
```

●Generate contrasts

ここはデフォルトのまま Yes にします．そうすることで，あとで結果表示の際にコントラストがいくつか自動で設定されます．

●Covariates（共変量）

ここには共変量として年齢（Age）を入れましょう．New: Covariate をクリックし，Vector には，

```
variables(:,2)
```

と入力し，Name には Age とします．Interactions は None，Centering は Overall mean とします．

●Masking（マスキング）

マスクにはこれまでと同様，00_mask にある average_optthr.nii を Explicit Mask に指定してください．Threshold masking，Implicit Mask はデフォルトのままで結構です．

●Global calculation（全体量の計算），Global normalisation（全体量の正規化）

これも今までと同様です．全脳容積（TBV）の値は variables 変数の中の第5列に格納されています．したがって，Global calculation は User とし，Global values には，

```
variables(:,5)
```

とします．

Global normalisation は，Overall grand mean scaling は No で，Normalisation は ANCOVA とします．

以上ができたら，03_design_matrix.mat という名前で保存して，実行 ▶ してください．図5-75に示すような計画行列ができたら正しく設定できたことになります．

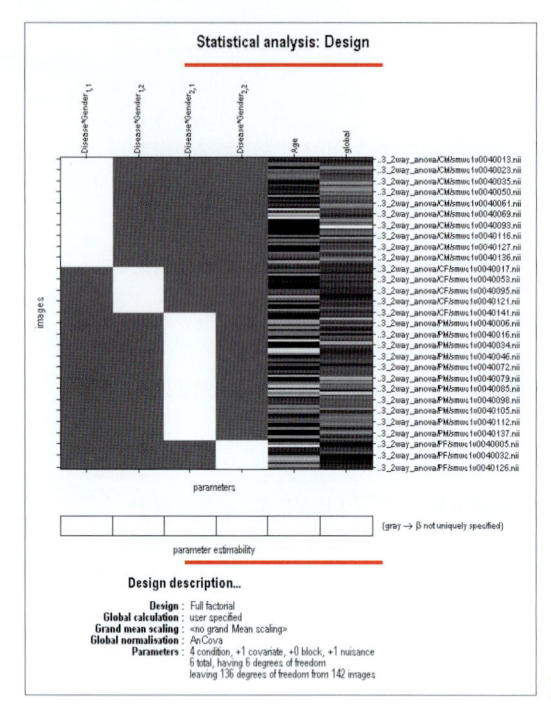

図5-75：2要因分散分析の計画行列

◆ 5. 統計的推定（Estimate）

これまでと同じようにメニューからEstimateを選び，先ほど指定した解析フォルダにあるSPM.matを指定してEstimateを行います．なお，MethodはClassicalとしてください．また，Write residualsという選択肢もありますが，デフォルトのNoのままで大丈夫です．残差の画像を得たいときのみYesにします．そうしたら，実行ボタン ▶ を押してEstimateしてみましょう．

◆ 6. 結果表示（Results）

それでは結果を出してみましょう．左上のメニュー（Menu）ウィンドウのResultsをクリックし，今Estimateを行ったstatフォルダにあるSPM.matを選択します．すると，コントラストマネージャー（conrast manager）が現れます．Full factorialでは，自動でコントラストを生成するオプションがありましたので，すでにいくつかコントラストが準備されているのがわかります（図5-76）．

ここで {F} と {T} とあることに気付きます．ざっと次のように理解しておけばよいでしょう．

F検定とは，A群，B群とあるときにA群≠B群となる部位を調べるものです．つまり，A群＞B群もしくはA群＜B群となる領域を調べます．今回の場合，002{F}:Main effect of Diseaseは「疾患があることによって何らかの影響がある部位」，003{F}:Main effect of Genderは「性差があることによって何らかの影響がある部位」と考えることができます．

一方で，t検定は，これまでに群間比較で行ってきた方法であり，A群とB群であれば，A群＞B群となるような領域を調べる方法です．今回の場合，Positive effect of Disease_1は，健常＞疾患となる領域を調べています．実はこれは群間比較と同じですね．

ここで，004{F} Interaction: Disease × Genderを選んでDoneとし，これまでと同様に，
apply masking: none
p value adjustment to control: none
threshold {F or p value}: 0.001
& extent threshold {voxels}: 0

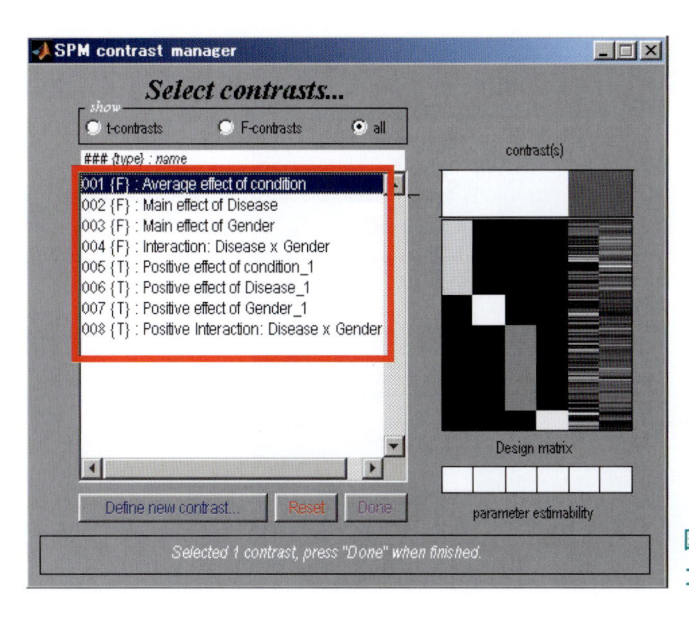

図5-76：自動で準備されたコントラスト

とすると，図5-77のような結果が得られると思います．ここは疾患の有無と男女差の相互作用がある領域になります．ただ，これだけでは，具体的にどう違うのかが見えてきません．このようなときにPlot機能が便利です．

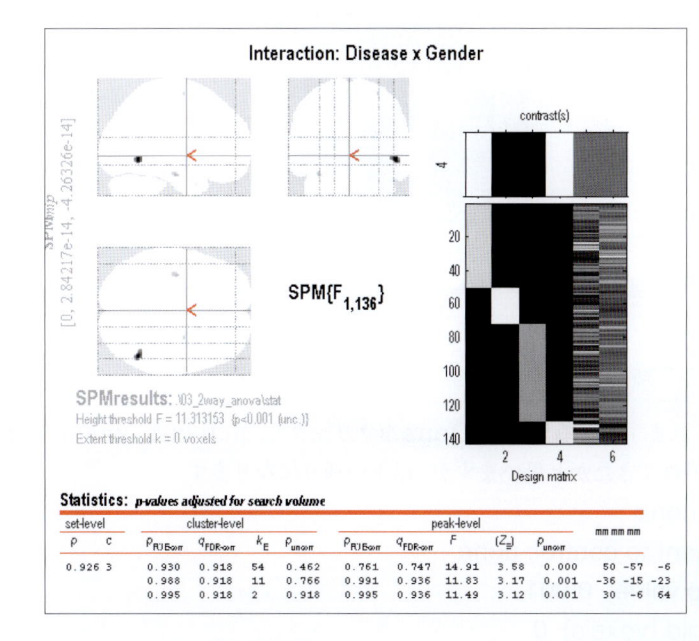

図5-77：疾患と性差の相互作用の結果

そのために新たなコントラストを作ります．コントラストマネージャー(contrast manager)から"Define new contrast..."で，新たなコントラストを作成します．NameをEffect of interest，TypeをF-contrastとし，contrastのところにeye(4)-1/4と入力して，submitし，OKをクリックします（図5-78）．

そうすると，図5-79に示すように009{F}: Effect of interestというコントラストが新たに作成されたことを確認できると思います．なお，図ではF-contrastだけが表示されていることに注意してください．もしも，このウィンドウの上の方で，"all"を選択すれば，F-contrastも

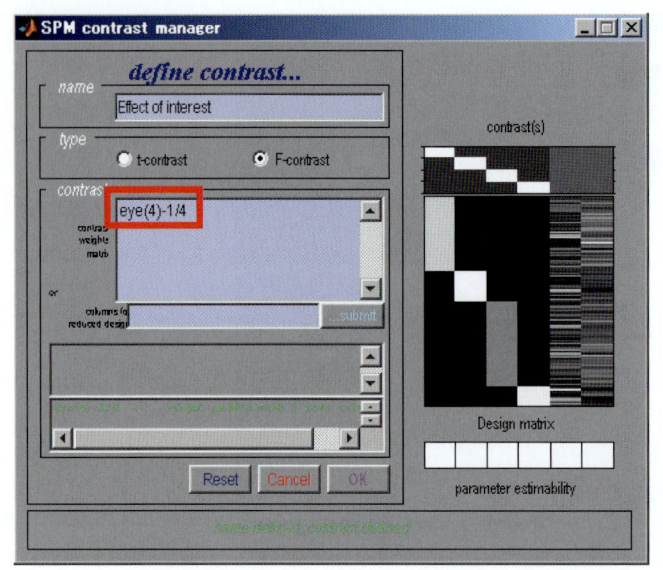

図5-78：Plotのためのコントラストベクトルの設定

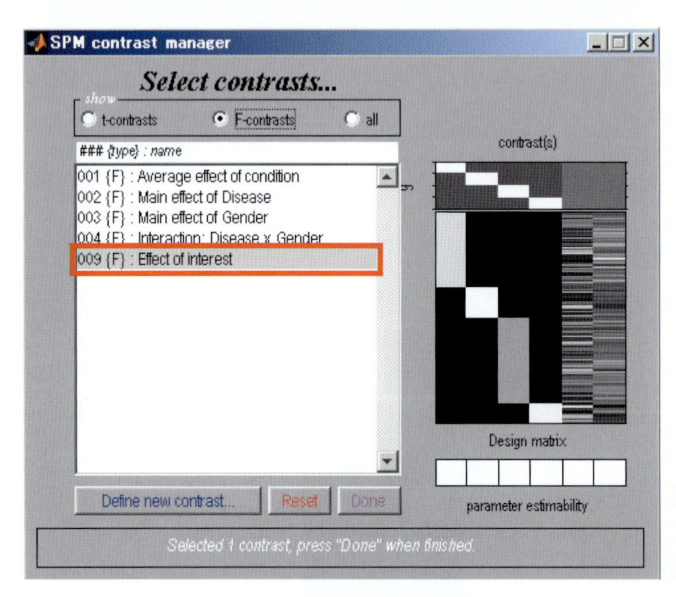

図5-79：新たに作成されたコントラストEffect of interest

t-contrastも表示されます．そのうえで，**Done**をクリックし，p<0.001, uncorrectedの結果を出します．もう慣れてきたかと思いますが，以下の通りになります．

apply masking: none
p value adjustment to control: none
threshold {F or p value}: 0.001
& extent threshold {voxels}: 0

その結果は図5-80のようになります．ただ，これは得たい結果ではありません．この結果は4群で容積が異なる領域を表しているだけです．もう少し難しく言うと，4群における一元配置分散分析の結果を見ていることになります．しかし，このコントラストはPlotのときに便利なので，筆者はいつも作成するようにしています．

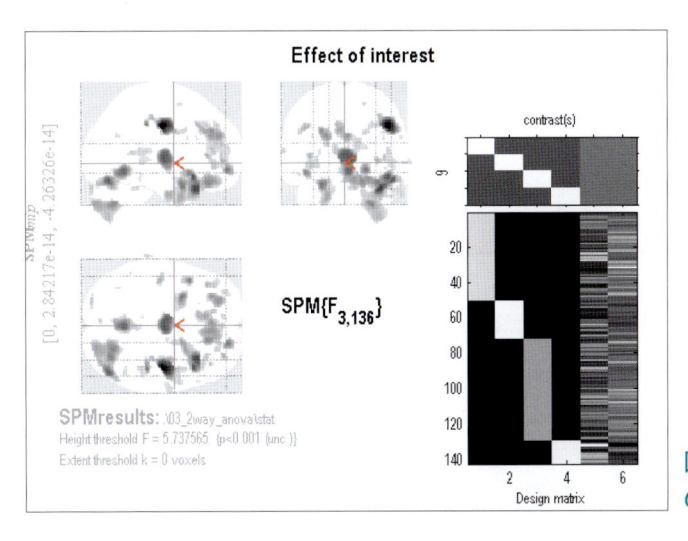

図5-80：Effect of interest のコントラストの結果表示

さて、本題の「疾患と性差の相互作用がある領域の容積の違いをグラフ化する」ことを続けていきましょう。左下のウィンドウのメニューにある**Contrasts**から**Change contrast**を選び、**F: Interaction: Disease × Gender**を選択してください。そして、ガラス脳上で**右クリック**し、**goto global maximum**とします。そのうえで、左下のウィンドウから**Plot**を選択します。今回は "**Contrast estimates and 90% C.I.**" とします。そうすると、**which contrast?**と聞かれますので、先ほど作成した**Effect of Interest**を選択してください（図5-81）。そうすると、図5-82のようなグラフができます。

これを見ると、左から2つめと右端の群が、一番差が大きいことがわかります。左から順に「健常男性」「健常女性」「患者男性」「患者女性」となりますので、ここから、今選んだ領域では、男性では疾患が脳形態に与える影響は少ないものの、女性では疾患の影響が強く出ていることがわかります。

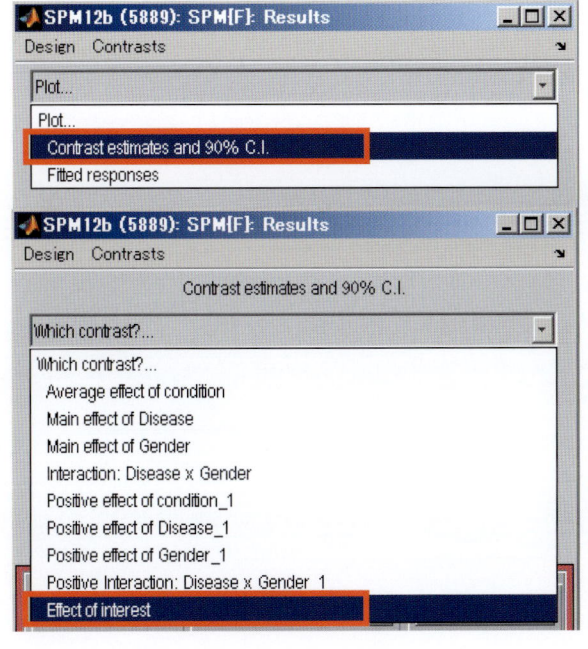

図5-81：Plot作成時の設定項目

5.4 要因の分散分析

119

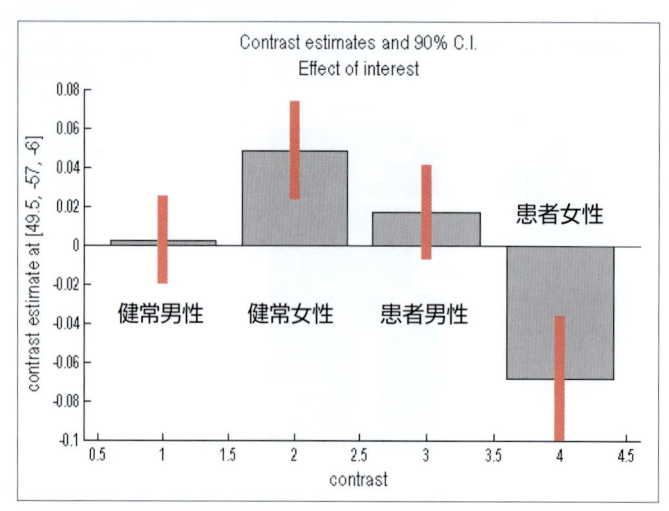

図5-82：相互作用のグラフ

◆ 7. まとめ

　以上，群間比較，相関解析，2要因の分散分析の3つの実際を見てきました．この3つの解析をきちんとおさえておけばたいていの解析はこの応用でできます．これであと足りないのは縦断解析ですが，これは応用編になってきますので，今回は取り上げません．今後，筆者のブログなどで取り上げていきたいと思います．

第6章

VBMの臨床への応用

第6章 VBMの臨床への応用

6.1 VSRAD®

◆ 1. VSRAD®の開発の経緯

　　　　1mm前後のスライス厚で3次元収集されたT1強調像の脳MRIに対してのSPM（statistical parametric mapping）を用いたVBM（voxel-based morphometry）による臨床研究は，今世紀に入り盛んに行われるようになりました[1]．著者らは，2001年にアルツハイマー病（Alzheimer's disease：AD）におけるVBMを世界に先駆けて論文発表しました[2]．この論文では，両側の海馬を中心とする側頭葉内側部の萎縮が見事に検出され，VBMの威力をまざまざと感じることができました．この成果を「もの忘れ外来」での日常臨床に応用しない手はないと考えましたが，SPMは多数例での統計解析が主体であり，個々の症例の脳体積評価には向いていません．SPMの群間比較を応用して，1症例と多数例からなるデータベースを比較することは可能でしたが，t検定は標本数の自由度に影響され，数十例程度のデータベースでは高い感度が得られませんでした．そこで，現在ワシントン大学教授の簑島 聡先生が，フルオロデオキシグルコースPETの解析に応用されていた簡便な統計解析手法[3]を応用してみようということになりました．この方法は，解剖学的標準化の行われた画像データに関して，1患者から得られたデータと健常者群から作製されたデータベースの平均値と標準偏差を用いて，正常平均に比べて何標準偏差分体積が低下しているかを示すZスコアをボクセルごとに次式により算出するものです．なお，正常データベースにおいて各ボクセル値は正規分布が必要条件なので，少なくとも健常者として30例は必要と考えます．

　　　　Zスコア＝（正常群平均ボクセル値－1患者ボクセル値）/（正常群標準偏差）

　例えばZスコアが2であれば，2標準偏差となるので，5%未満の危険率となります．
　　　　最初は，脳血流SPECTで開発したソフトウェアを流用して学会発表を行っていましたが，某医薬品会社から，専用のソフトウェア作製のご提案をいただき，共同で開発することになりました．実際のソフトウェアは，某印刷会社の医用ソフトウェア開発グループの方々と作製していきました．このソフトウェアは，SPMのプログラムの一部を使うことになるので，SPMを開発されているロンドン大学のJohn Ashburner博士に許諾をいただきました．また，作製にあたっては，日本医科大学の水村 直先生にも加わっていただきました．プログラムのコンセプトとしては，一連の処理を全自動でWindows上にて作動させ，解析結果の表示をなるべくわかりやすくするというものです．また，アルツハイマー病で最も萎縮する側頭葉内側領域を提示し，その萎縮度などを数値化することにより，横断的な診断のみならず縦断的な診断にも用いることができるシステムを考えました．
　　　　最初のバージョンをVoxel-based Specific Regional analysis system for Alzheimer's

Disease（VSRAD®）として2005年11月に発表いたしました[4]．このときに用いたSPMのバージョンは2002年度版（SPM2）です．この発表に至るまでには，放射線科，精神科，神経内科で認知症のMRIに携わる複数の先生からなるアドバイザリーボードを立ち上げ，β版を評価いただくとともにさまざまのアドバイスをいただきました．このアドバイザリーボードからは，現在でもいろいろなご助言をいただいています．

◆ 2. VSRAD®からVSRAD® plusへ

VSRAD®は，日本中に急速に広がりましたが，解析の失敗例や結果の解釈などに関して，数多くの質問が寄せられました．開発グループで検討を重ね，アドバイザリーボードでのご意見も踏まえて2009年2月にバージョンアップを行い，VSRAD® plusと名付けました．大きな改良点として，顎が上がった状態で撮像された場合に頻発する処理エラーへの対処のため，画像に対して標準脳への線形変換を行うとともに解析に不要な脳実質外の領域を除くフローを追加しました．また，VSRAD®での解析結果は標準脳の断層上のみに表示されましたが，全脳での萎縮パターンをより明確にするために解析結果の脳表表示を付け加えました．さらに，解剖学的標準化に用いた変換パラメータを逆に用いることによって，標準脳図譜上ではなく被検者脳上に解析結果を表示する機能を付け加えました．

◆ 3. VSRAD® advanceの開発

VSRAD®が予想よりもはるかに多くの施設で施行されることになったこともあり，その報告とこれからの開発に向けてのアドバイスをいただくために，ロンドンで2008年3月にロンドン大学のAshburner博士やFox博士らと1日，会議を持ちました．VSRAD®は日常臨床に携わっているFox博士に好評をいただきました．Ashburner博士からは，次期バージョンには，是非，解剖学的標準化手法としてDiffeomorphic Anatomic Registration through Exponentiated Lie Algebra（DARTEL）を採用するようにとの示唆をいただきました．DARTEL手法はAshburner博士により2007年に発表[5]されたばかりでしたが，VBMの精度を飛躍的に向上させることができるとのことであり，次期バージョンへの採用を決定しました．従来のSPMで採用されてきた非線形の解剖学的標準化手法である離散コサイン変換では，脳溝の開大が存在する場合にテンプレートへの形態変換が不十分なために萎縮と評価されやすい欠点がありました．しかし，DARTELでは，脳溝の開大がよく見られるSylvius裂周囲や大脳縦裂周囲の皮質体積も正確に評価できるようになりました．また，離散コサイン変換では困難であった脳室拡大における白質の解剖学的標準化もDARTELで精度良く行うことができます．このようにDARTELによれば，解剖学的構造の個人差の影響を受けにくく，灰白質や白質容積そのものをより忠実に比較することができます．

DARTELによる解剖学的標準化に加え，次期バージョンのもう1つの大きな改良点として挙げたのは，新しい組織分割手法の採用です．組織分割とは，MRIを灰白質，白質，脳脊髄液のコンパートメントに自動的に分割することです．この分割においてはT1強調像の信号値分布と，脳の位置ごとに灰白質，白質，脳脊髄液のどの組織に属する可能性が高いかという情報である事前確率マップに基づいて，各ボクセルがそれぞれの組織をどれくらい含むかが算出されます．事前確率マップは標準脳画像の上に定義されているため，このマップを被検者脳画像の形状に合わせる処理が必要となります．組織分割精度で問題となるのは，頭蓋骨の板間層や静脈，および白質の低信号領域などの灰白質と似た信号値を呈する組織が灰白質と誤認されうることです．この誤認を防ぐために従来行われてきた方法にoptimized VBMがあります．この方法では，まず，MRIの組織分割を被検者脳上で行い，得られた灰白質成分画像を灰白質のテンプレートを

用いて解剖学的標準化を行います．この解剖学的標準化に用いられた変形パラメータをMRIの原画像に応用し，解剖学的標準化を再度行います．この後，標準脳図譜上で再度，組織分割を行うことにより，精度の高い組織分割を行う手法です．次期バージョンでは，このoptimized VBMのサイクリックな処理過程を1つの処理としてまとめ，さらに信号値の不均一性補正も強化されたunified segmentation手法を採用することにしました．

　開発を進めているうちに，大きな問題が2つ持ち上がりました．1つは，組織分割が失敗する例が多く見られたことです．ただし，このような症例を観察すると，頭蓋骨の板間層の信号が非常に高いことがわかりましたので，この高信号を抑制する画像処理を追加することにより解決しました．もう1つは，VSRAD®では局所の信号値をDARTEL処理においてはモジュレーションと呼ばれる灰白質や白質容積の総量を維持する方法が通常用いられています．例えば，萎縮している海馬をテンプレートに完璧に近く合わせ込んだ場合に，テンプレートの海馬と同じ大きさまで大きくなりますが，灰白質の総量が維持されることで海馬のボクセル値が低下することになり，体積の絶対値を表現することができることになります．ただし，この絶対値測定は，MRI装置の違いなどによる測定誤差を受けやすいことがわかりましたので，デフォルトではVSRAD®と同様に，全脳平均の体積で正規化した相対値を用いることにしました．

　最終的には，VSRAD® plusの次期バージョンとして2012年2月にVSRAD® advanceをリリースしました[6]．現在，全国2,000ぐらいの施設で使用されているものと思われます．VSRAD® plusに比べて，VSRAD® advanceには以下のような利点があります．

①アルツハイマー型認知症の早期発症群と晩期発症群での診断率に大きな差異が見られなくなりました．早期発症群は晩期発症群に比べ，側頭葉内側領域の萎縮が乏しく，側頭頭頂葉皮質の萎縮が目立つ傾向にあります．VSRAD® plus もVSRAD® advanceも，側頭葉内側領域の萎縮度を数値化しているので，早期発症群では晩期発症群よりも萎縮度が小さくなる傾向を示しますが，VSRAD® advanceでは，両群の差が小さくなったためです．

②VSRAD® plusでは，例えばSylvius裂や第3脳室が開いていると解剖学的標準化が不十分なために，これらの構造の周囲の皮質が十分に形態変換されず，側頭葉内側領域の萎縮として誤診されることがありました．VSRAD® advanceではこのような擬陽性が見られなくなったので，アルツハイマー型認知症の診断において特異度が向上しました．

③VSRAD® plusでは，アルツハイマー型認知症の個々の症例を縦断的に観察したときに，萎縮が改善したような結果を呈することがありましたが，VSRAD® advanceではこのような所見はほとんど見られなくなり，アルツハイマー型認知症の進行度をより正確に評価できるようになりました．また，異なるMRI装置間での再現性もVSRAD® advanceはVSRAD® plusよりも良好です．

　VSRAD® advanceの欠点としては，解析が複雑になったために，処理時間が延長したことです．VSRAD® advanceはVSRAD® plusよりも3倍程度，処理に時間がかかるようです．高性能のパソコンを使ったとしても10分ぐらいはかかります．

◆ 4. VSRAD® advanceの使い方

1) 解析方法

　解析において読み込み可能な画像は，矢状断で撮像されたDICOM画像または，Analyzeフォーマットの横断像です．また，処理中に自動的に作製されるNIfTIフォーマットの横断像も処理後は読み込み可能です．処理開始前には，画像確認ファイルが表示されます（図6-1）．1.5T MRI用の健常者データベースとして54歳～86歳の健常高齢者群80例の灰白質および白質画像が組み込まれています．OKボタンを押すと，解析が始まります．ファイル変換→ボクセル等

大化→線形変換・トリミング→高信号値抑制→組織分割→DARTEL→健常者との比較→形態逆変換の一連の処理が行われていきます．

2）処理結果表示
①灰白質・白質解析結果（図6-2）

VSRAD® advanceでは，アルツハイマー病初期の患者群と年齢をマッチさせた健常高齢者群のSPMによる群間解析結果から嗅内皮質，扁桃，海馬を含む側頭葉内側部に標的関心領域（VOI）を決定しています．この標的関心領域から以下の4つの指標を算出しています．これらの指標は，1.5TのMRI装置で撮像された際の値であり，3TのMRI装置で撮像された場合には値が異なるので注意が必要です．3T装置では，灰白質の萎縮度，萎縮領域の割合，萎縮比は1.5T装置よりも低めに，全脳の灰白質の萎縮領域の割合は高めにでます．ただし，磁場強度の違いで診断能に大差は見られません．

● **灰白質の萎縮度；標的関心領域内の正のZスコアの平均値**

VSRAD® advanceでは最も標準的な指標です．目安ですが，0〜1はほとんど萎縮が見られな

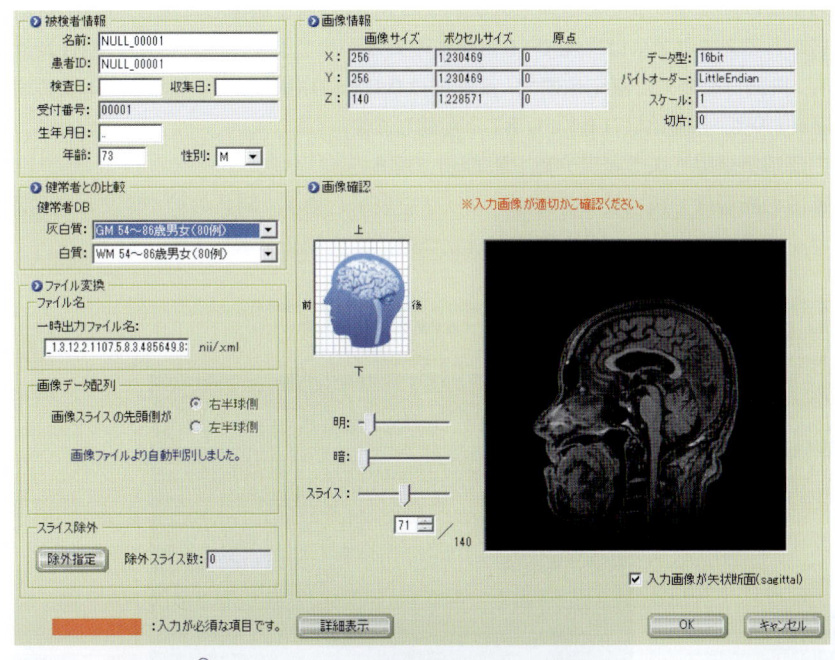

図6-1：VSRAD® advanceでの画像読み込みと確認

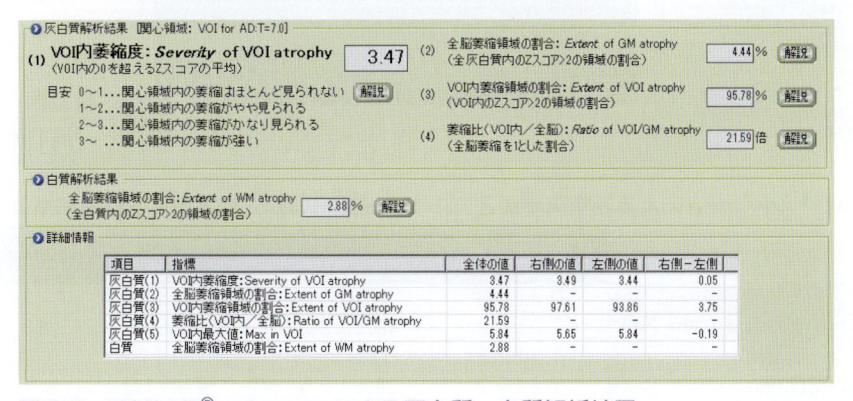

図6-2：VSRAD® advanceによる灰白質・白質解析結果

い，1〜2は萎縮がやや見られる，2〜3は萎縮がかなり見られる，3以上は萎縮が強いと言えます．
- 灰白質の萎縮領域の割合；標的関心領域内で2以上のZスコアが見られる割合

  目安ですが，0〜30％が萎縮している体積が狭い，30〜50％が萎縮している体積がやや広い，50％以上が萎縮している体積が広いと言えます．
- 全脳の灰白質の萎縮領域の割合；全脳で2以上のZスコアが見られる割合

  目安ですが，10％以上が脳全体の萎縮が強いと言えます．
- 灰白質の萎縮比；標的関心領域の萎縮割合と脳全体の萎縮割合の比

  標的関心領域が全脳に比べて，どれだけ特異的に萎縮しているかを表します．アルツハイマー病では，側頭葉内側領域が全脳に比べて選択的に萎縮しているので，この指標は他の認知症性疾患との鑑別に役立ちます．目安ですが，0〜5は選択性があるとは言えない，5〜10は選択性が見られる，10以上は選択性が強いと言えます．

  その他の指標として，全脳の白質の萎縮領域の割合が出ます．

  これらの指標の1.5T装置のMRIでの健常高齢者およびアルツハイマー型認知症患者での参考値を表6-1に示します．VSRAD® advanceでの解析結果を検討する際には，再現性も認識しておかなければなりません．同じ人が異なるMRI装置で撮像した場合，VSRAD® advanceでも得られるZスコアには平均で10％前後の誤差が生じます．また，同じMRI装置を用いたとしても，撮影日を変えた測定値間で，萎縮度は0.01±0.08（平均±標準偏差），萎縮領域の割合は0.2±1.9％，萎縮比は0.01±0.87と変動します．

②灰白質解析結果―スライス一覧［標準脳］（図6-3）

標準脳の断層像で灰白質のZスコアマップを表示します．紫色の線で囲まれた領域が，アルツハイマー型認知症において最も萎縮が目立つ側頭葉内側部を示します．

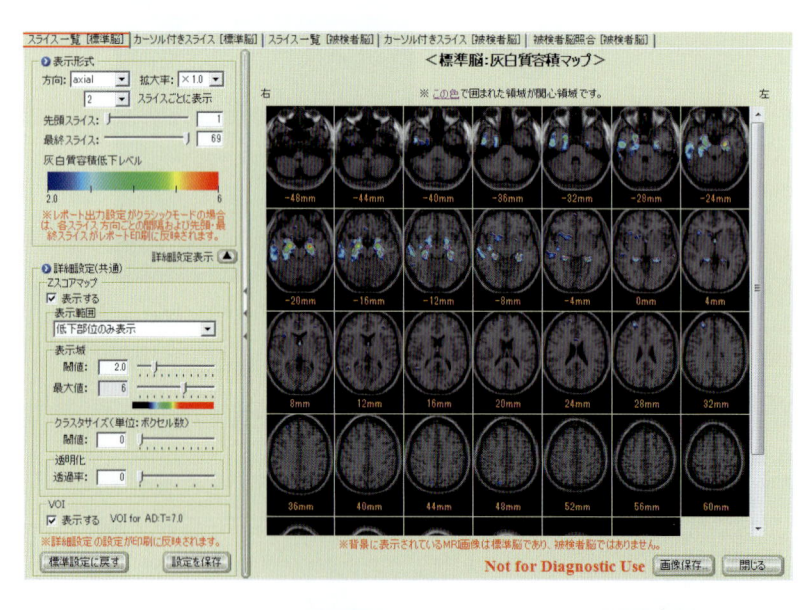

図6-3：灰白質解析結果―スライス一覧［標準脳］

表6-1 VSRAD® advanceによる健常高齢者とアルツハイマー型認知症患者における解析値

		健常高齢者	アルツハイマー型認知症 ごく軽度	軽度	中等度から重度
標的関心領域（側頭葉内側部）	萎縮度	0.7±0.3	2.2±0.9	2.7±0.8	3.0±1.0
	萎縮領域の割合（％）	2.0±4.9	49.2±30.2	63.7±25.8	68.7±24.1
	萎縮比	1.3±2.8	12.9±7.8	15.4±7.8	11.7±6.7
全脳の萎縮領域の割合（％）		1.4±0.9	4.1±2.5	4.3±1.9	7.1±3.7

平均±標準偏差

③灰白質解析結果―カーソル付きスライス［標準脳］（図6-4）

　標準脳の直行する3断面で灰白質のZスコアマップを表示します．カーソルで位置を選びます．紫色の線で囲まれた領域が，アルツハイマー型認知症において最も萎縮が目立つ側頭葉内側部を示します．

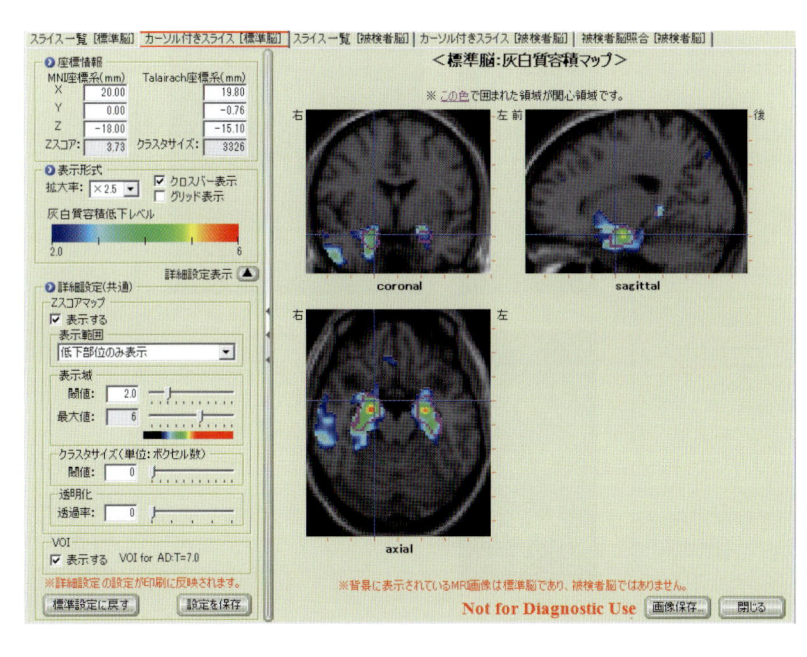

図6-4：灰白質解析結果―カーソル付きスライス［標準脳］

④灰白質解析結果―スライス一覧［被検者脳］（図6-5）

　被検者脳の断層像で灰白質のZスコアマップを表示します．

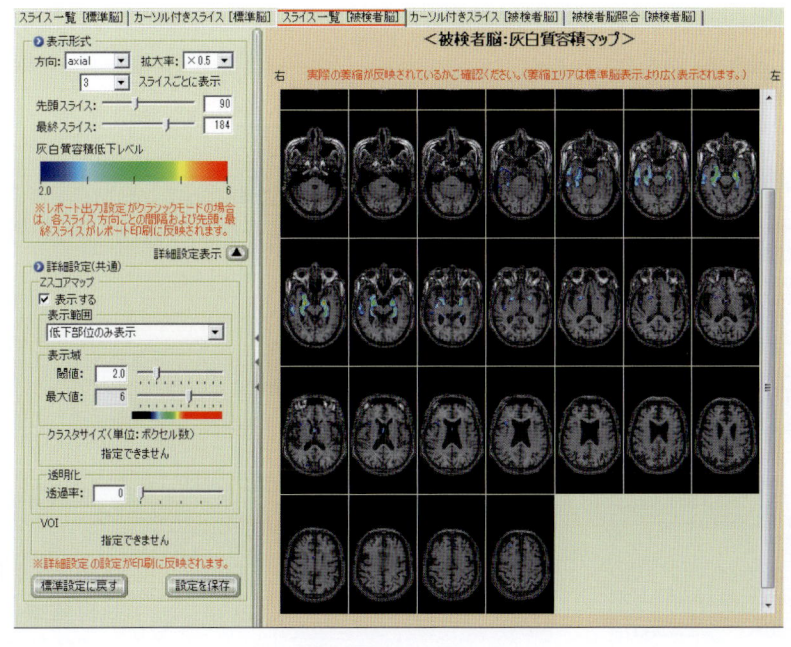

図6-5：灰白質解析結果―スライス一覧［被検者脳］

6.1　VSRAD®

127

⑤灰白質解析結果―カーソル付きスライス［被検者脳］（図6-6）

被検者脳の直行する3断面で灰白質のZスコアマップを表示します．カーソルで位置を選びます．

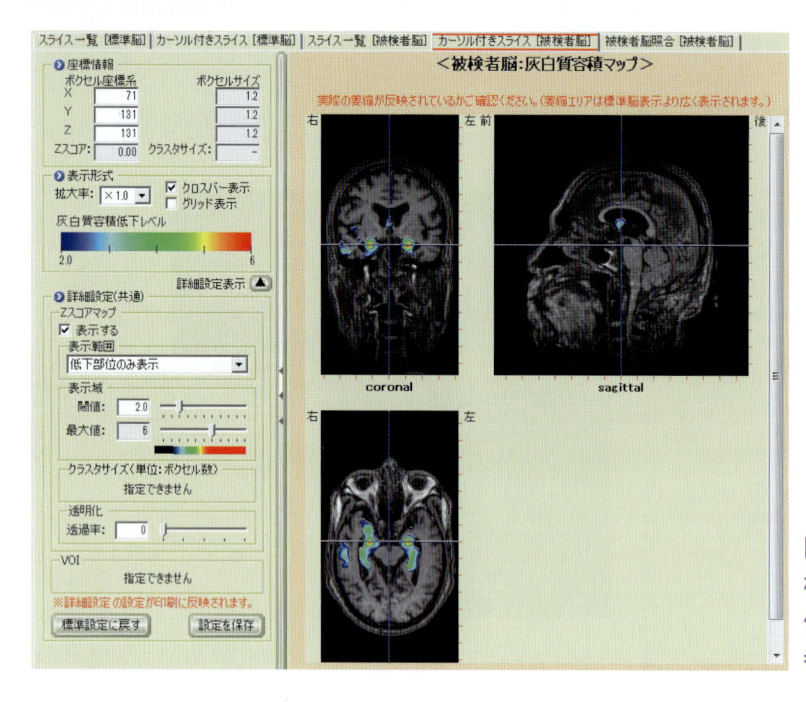

図6-6：灰白質解析結果―カーソル付きスライス［被検者脳］

⑥灰白質解析結果―被検者脳照合［被検者脳］（図6-7）

被検者のMRIの断層像と，その断層上での灰白質のZスコアマップを照合することにより，どの部位に萎縮が見られるかがわかりやすくなります．任意の断層像を選ぶことができます．

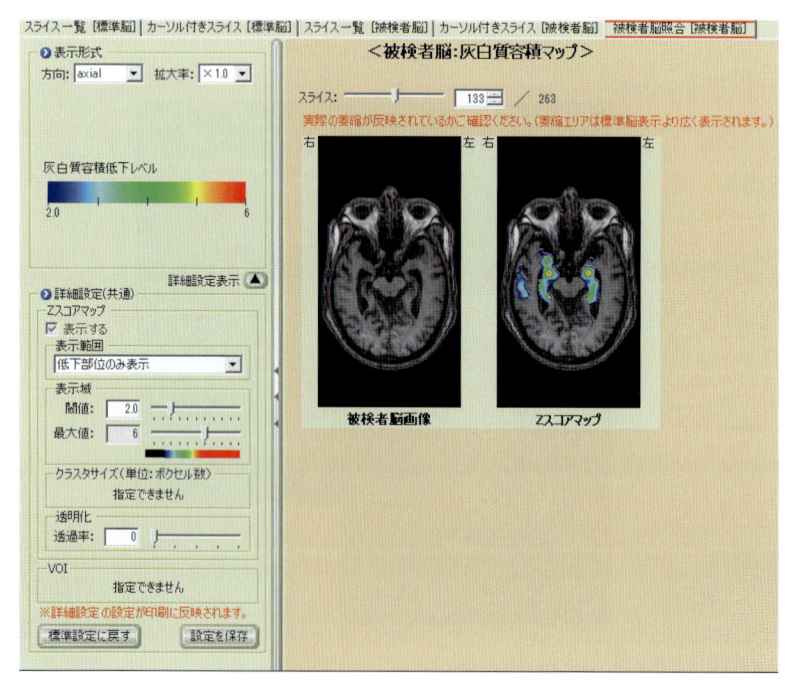

図6-7：灰白質解析結果―被検者脳照合［被検者脳］

⑦白質解析結果―スライス一覧［標準脳］（図6-8）

　標準脳の断層像で白質のZスコアマップを表示します．その他，灰白質と同様に，標準脳や被検者脳上でZスコアマップを表示できます．

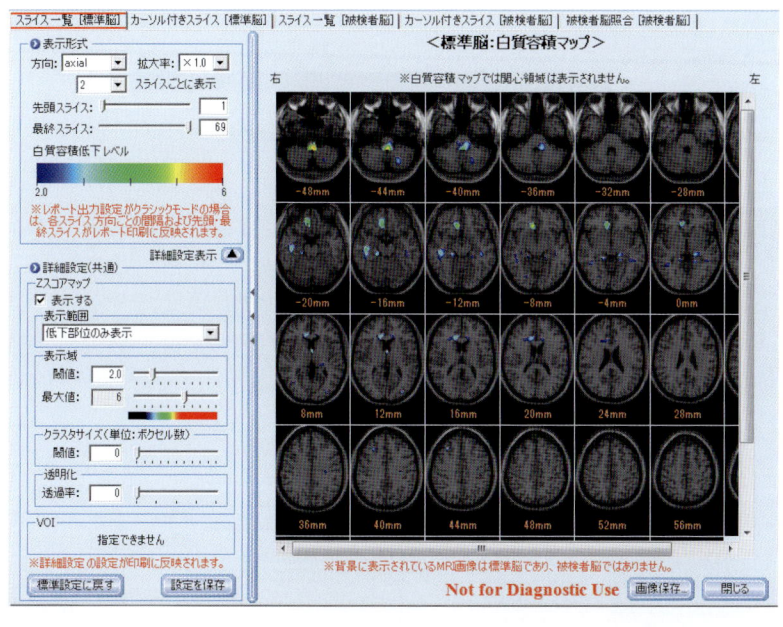

図6-8：白質解析結果―スライス一覧［標準脳］

⑧灰白質解析結果―灰白質容積脳表マップ（図6-9）

　標準脳の内側面を含む8方向の脳表像で灰白質のZスコアマップを表示します．全脳における萎縮パターンの把握が容易となります．

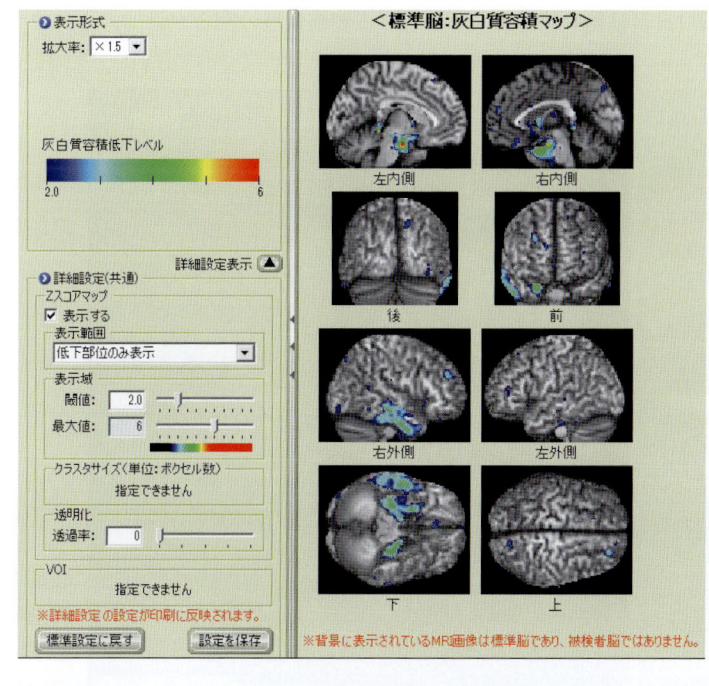

図6-9：灰白質解析結果―灰白質容積脳表マップ

6.1　VSRAD®　　129

⑨ツールの処理結果表示設定（Z...）

　画面で，絶対評価表示設定ボックスの"絶対評価の結果を表示する"をチェックする（矢印）と脳容積絶対値で評価することが可能です（図6-10）．クロイツフェルト・ヤコブ病（Creutzfeldz-Jakob disease：CJD）など，全脳がびまん性に萎縮するような病態の経過観察に有用です．

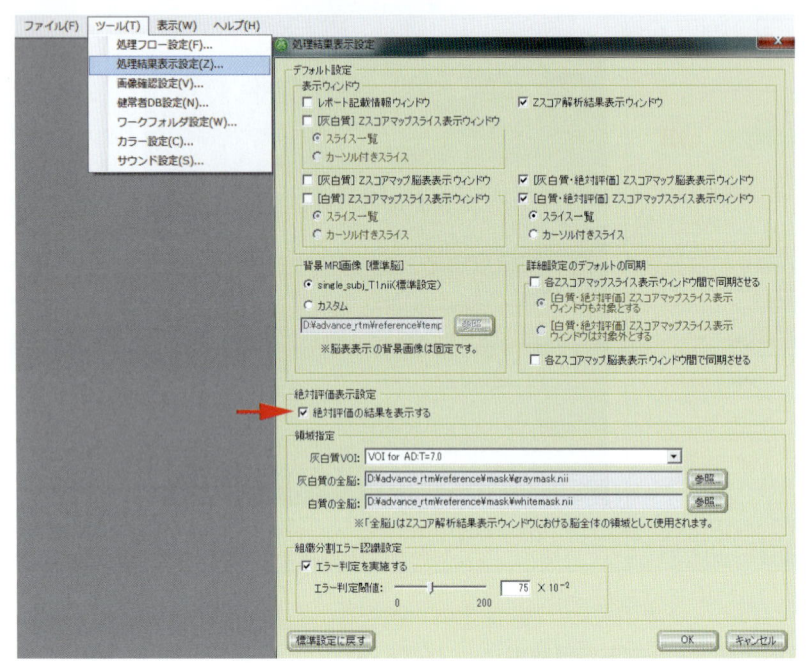

図6-10：灰白質，白質容積の絶対評価方法

⑩灰白質解析結果―灰白質容積脳表マップ絶対評価（図6-11）

　標準脳の内側面を含む8方向の脳表像で灰白質容積絶対値での灰白質容積のZスコアマップを表示します．灰白質容積絶対値での全脳における萎縮領域の割合（%）も示されます．

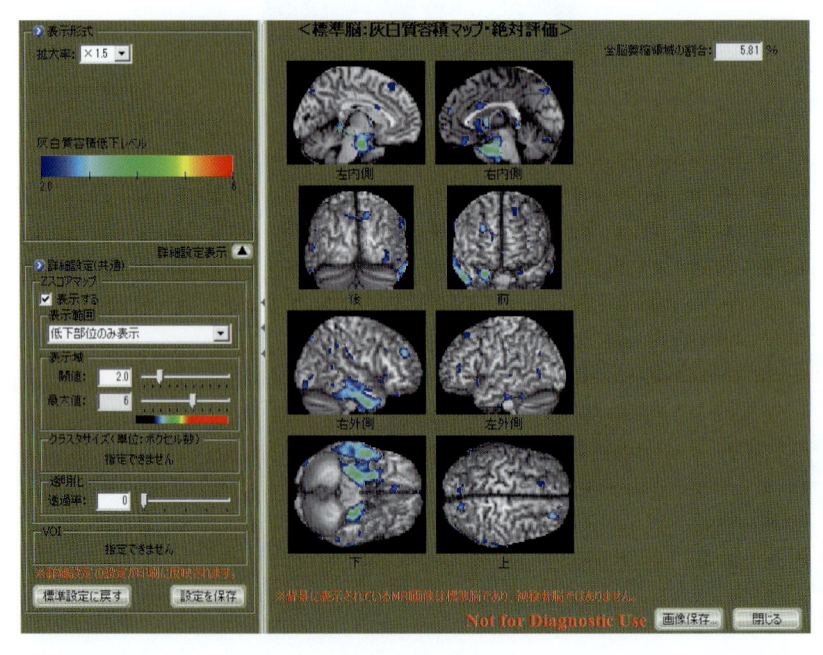

図6-11：灰白質解析結果―灰白質容積脳表マップ絶対評価

⑪白質解析結果―スライス一覧絶対評価［標準脳］（図6-12）

　標準脳の断層像で白質容積絶対値のZスコアマップを表示します．白質容積絶対値での全脳における萎縮領域の割合（%）も示されます．

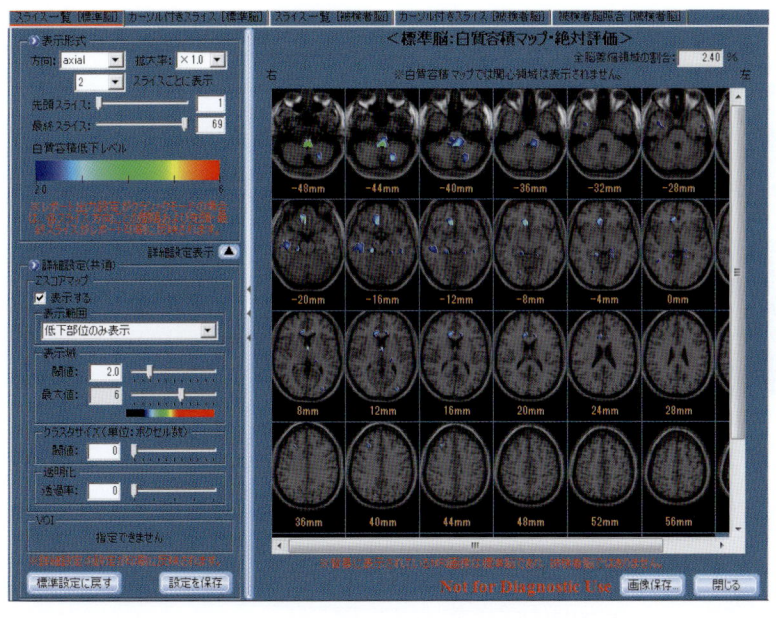

図6-12：白質解析結果―スライス一覧絶対評価［標準脳］

⑫組織分割（図6-13）

　MRIの原画像と灰白質，白質，脳脊髄液に分割されたスライスが表示されます．分割が正常に行われたかを確認することができます．

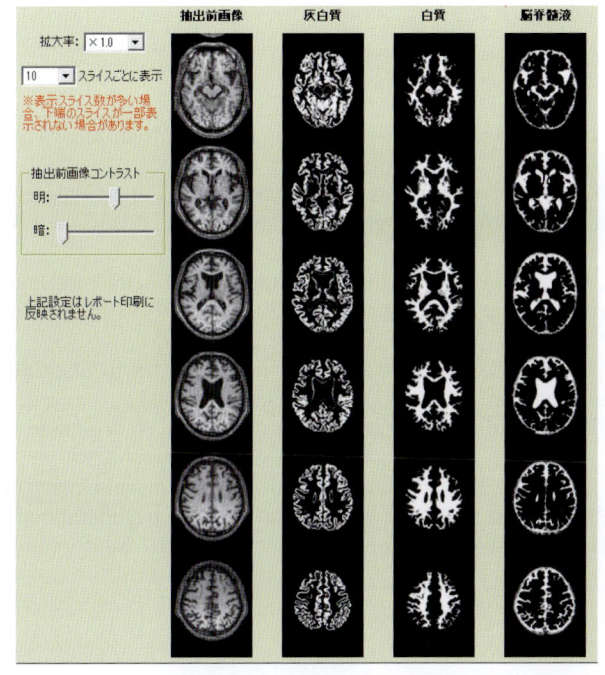

図6-13：組織分割

6.1　VSRAD®

⑬解剖学的標準化(図6-14)

　標準脳のテンプレートの輪郭を，被検者脳の解剖学的標準化後の画像に重ねることにより標準化が良好に行われているかを確かめることができます．

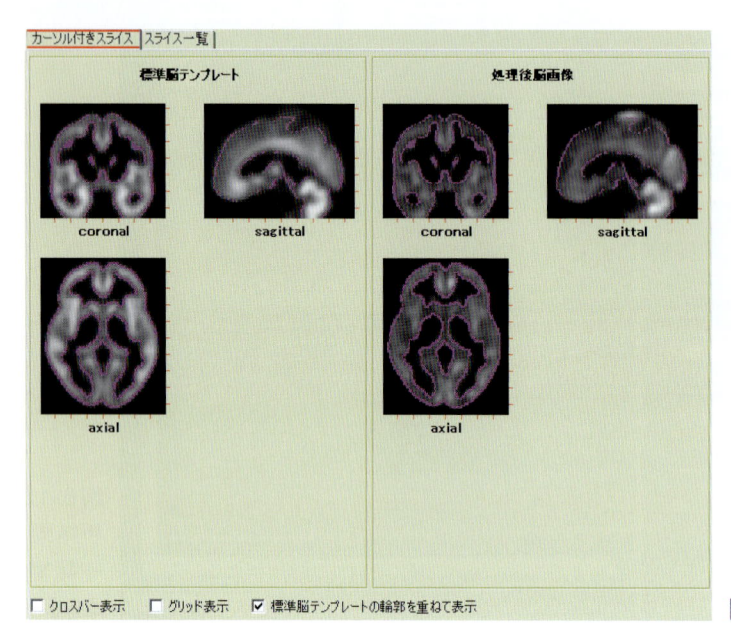

図6-14：解剖学的標準化

◆ 5. VSRAD® に関する情報

　VSRAD®ホームページ（http://www.vsrad.info/）に，ソフトウェアの概要，Q&A集，マニュアル，パンフレット，操作のデモンストレーションなどが掲載されています．また，質問を受けるコーナーも設けられていますので，ご活用ください．

参考文献

1) Ashburner J, Friston KJ: Voxel-based morphometry—the methods. Neuroimage 11: 805-821, 2000.
2) Ohnishi T, Matsuda H, Tabira T, et al: Changes in brain morphology in Alzheimer disease and normal aging: is Alzheimer disease an exaggerated aging process? AJNR Am J Neuroradiol. 22: 1680-1685, 2001.
3) Minoshima S, Frey KA, Koeppe RA, et al: A diagnostic approach in Alzheimer's disease using three-dimensional stereotactic surface projections of fluorine-18-FDG PET. J Nucl Med 36: 1238-1248, 1995.
4) Hirata Y, Matsuda H, Nemoto K, et al: Voxel-based morphometry to discriminate early Alzheimer's disease from controls. Neurosci Lett 382: 269-274, 2005.
5) Ashburner J. A fast diffeomorphic image registration algorithm. Neuroimage 38: 95-113, 2007.
6) Matsuda H, Mizumura S, Nemoto K, et al: Automatic voxel-based morphometry of structural MRI by SPM8 plus diffeomorphic anatomic registration through exponentiated lie algebra improves the diagnosis of probable Alzheimer Disease. AJNR Am J Neuroradiol. 33: 1109-1114, 2012.

（松田博史）

6.2 J-ADNI

◆ 1. J-ADNIとは

わが国における認知症患者数は300万人を超えることが示され，その半数以上はアルツハイマー病（Alzeheimer's disease：AD）によるものと目されていることから，アルツハイマー病に対する根本治療法（disease-modifying therapy：DMT）の開発は急務です．近年DMTの薬効評価基準の最適化を行うために，アルツハイマー病の病態を忠実に反映するバイオマーカーの必要性が叫ばれています．これまでアルツハイマー病の診断には記憶障害などを基にした臨床所見で診断がなされていましたが，VSRAD®に代表されるようにアルツハイマー病の特異的な萎縮を捉えることができれば，客観的でかつ再現性の高い指標となりえます．しかしながら，アルツハイマー病で脳画像に現れる変性はごくわずかな変化であるため，より正確に疾患の進行動態を捉えるには，多くの患者の画像を集め，正常と対比して評価しなければなりません．このような背景のもと，2004年より米国において大規模な多施設によるアルツハイマー病のデータベースADNI（Alzheimer's Disease Neuroimaging Initiative）[1]が，また2008年より本邦においても同様のJ-ADNI（Japanese Alzheimer's Disease Neuroimaging Initiative）[2]が発足しました．J-ADNIでは，全国各地の38臨床施設で600名の被験者［アルツハイマー病患者150名，軽度認知障害（mild congnitive impairment：MCI）者300名，健常高齢者150名］を募集し，参加から2〜3年間にわたって，半年〜1年の間隔で診察や検査を行っています．検査にはMRIやFDG-PETによる画像診断や血液・髄液などの生化学検査，医師による臨床所見や神経心理学的な検査が含まれます．これらを用いた研究成果によってDMTの評価や，アルツハイマー病と健常者を識別あるいはアルツハイマー病の発症を予測するために有効な指標が徐々に明らかになってきました．

さらに現在では，アルツハイマー病のより早期の段階"前発症期アルツハイマー病（preclinical AD：プレクリニカルAD）"におけるDMTによる介入時期の早期化の必要性が世界的に考えられつつあることから，J-ADNIでは対象とされなかった早期MCI（early MCI）やpreclinical ADに焦点を当てた，preclinical AD studyとして，米国でADNI2が2011年より，また本邦ではJ-ADNI2プロジェクトが2012年より発足しています．J-ADNI2では健常高齢者およびpreclinical ADに加え早期MCIおよび後期MCIの被験者を登録し，J-ADNIと同様の手法を用いて，MRIやPETなどの脳画像および，血液・脳脊髄液バイオマーカーの縦断的データを集積し，一定の基準値を作成するとともに，臨床／神経心理検査データとの対照による妥当性の証明を目的としています．J-ADNIではMRIの撮像は1.5Tをメインターゲットとしていましたが，J-ADNI2ではアルツハイマー病より早期の脳構造や機能的変化を捉えるために高機能な3T MRIでのデータ集積をメインとしています．また，集積するデータの中にはJ-ADNI研究開始以降に有用性が示されつつある，resting state functional MRI（rsfMRI）やdiffusion tensor imaging（DTI），arterial spin labeling（ASL）などの新しいMRI撮像法や，^{18}F標識放射性プローブを用いたアミロイドPETイメージングなどを含み，これらを用いた多角的な研究が行われています．表6-2にJ-ADNI2で実施されるMRI撮像プロトコルの一覧を示します．またJ-ADNIおよびJ-ADNI2では，被験者の撮像のほかファントムの撮像を実施します．ファントムの撮像で得られたデータは，MRI装置の縦断的なモニタリングと，後ほど説明する歪み補正（p.136参照）のために用いられます．

表6-2 被験者撮像シーケンス一覧

撮像法	撮像法の説明	画像断面	目的
MPRAGE/IRSPGR	通常撮像と高速撮像法で2回撮像する	矢状断 (sagittal)	脳組織構造の明視化 高速撮像法との視覚的評価の差を確認
FLAIR	脳脊髄液からの信号を抑制した反転回復撮像法	水平断 (axial)	白質病変，腫瘍，梗塞などの明視化の向上
T2*	T2*強調グラディエントエコー法	水平断 (axial)	微小出血の検出
fMRI	BOLD効果による脳血流動態の画像化手法	水平断 (axial)	脳の高次機能の解析評価
ASL	非造影の灌流画像撮像法	水平断 (axial)	脳血流動態の解析評価
DTI	拡散テンソル画像	水平断 (axial)	脳白質神経線維の解析評価

◆ 2. 撮像方法の標準化とプロトコル・画質チェック

　J-ADNIにおけるMRIデータは，38の異なる臨床施設で得られるため，撮像に用いられるスキャナのメーカーもモデルも異なります．もしこれらの機種間差や施設間差がアルツハイマー病と健常者の脳構造の違いよりも大きければ，正確に脳構造の違いを捉えることができません．したがってJ-ADNIでは，MRIにおける施設ごとの差を最小に留めるため，さまざまな工夫と取り決めを行っています．

　まずJ-ADNIでは，メーカーごとに撮像プロトコルを電子ファイルで装置にインストールし，基本的には変更を認めていません．これはアルツハイマー病における脳構造や脳機能の微細な変化を捉えるため，一貫した条件での撮像を行うためです．撮像されたMRIデータは，VPN (Virtual Private Network) と呼ばれる一般の回線から隔離された安全な回線を用いて中央サーバーにオンライン登録されます．オンライン登録されたデータは，担当者によってDICOMファイルのTAG情報から，撮像プロトコルが逸脱していないか？あるいは体動アーチファクトなど解析に影響問題を有していないか？について画像のクオリティチェック (Quality Check：QC) が行われます．撮像プロトコルの逸脱や解析に影響を及ぼすアーチファクトなどが見つかった場合，画像QC担当者は速やかに対象施設に連絡し，再撮像の依頼を行います．このようなQCにより，異なる施設で撮像されたデータでも，アルツハイマー病による微細な変化を捉えるのに耐えうる品質を持った画像の集積を担保しています．

◆ 3. 画像補正

1) 信号不均一の補正

　J-ADNIでは撮像の標準化とQCにより機種間差が大きくならないよう努めた後，画像処理技術に基づく後処理（画像補正）によって，より機種間差が最小になるようにしています．画像補正には大きく，信号不均一の補正と幾何学的な歪み補正があります．

　MRIではRFパルスの照射や受信コイルの感度が空間的に不均一であるため，再構成された画像において本来均一な領域であるはずなのに，信号値に勾配が生まれてしまう信号不均一の問題があります．これらを補正するためにADNIおよびJ-ADNIではB1補正とN3 (Non-parametric Non-uniform intensity Normalisation) 補正という不均一補正を行っています[3]．

　一般に，MRIの撮像によって得られた画像は式 (1) で示されるモデルで表せるとされています．

$$v(\boldsymbol{x}) = u(\boldsymbol{x})\,f(\boldsymbol{x}) + n(\boldsymbol{x}) \tag{1}$$

ここで，$v(\boldsymbol{x})$は実際に撮像されたMR画像で，$u(\boldsymbol{x})$が均一な本来の画像，$f(\boldsymbol{x})$が信号の不均一場で，$n(\boldsymbol{x})$はこれらに依存しないガウシアンノイズです．いまノイズの影響を無視すると，$f(\boldsymbol{x})$を知ることによって，撮像されたMR画像から信号不均一のない本来の画像を得ることができます．つまり撮像された画像から不均一場をvoxelごとに割ることにより

$$v(\boldsymbol{x}) = \frac{u(\boldsymbol{x})}{f(\boldsymbol{x})} \tag{2}$$

として，均一な画像が得られます．

B1補正ではこの$f(\boldsymbol{x})$の推定について，事前にbody coilによる撮像を行います．body coilにより得られた画像は，一般にSNR (signal to noise ratio) が良くないが，均一な画像が得られるとされています．一方，head coilで撮像された画像は，SNRに優れるが画像の均一性に劣るとされています．したがって，ノイズ除去フィルターによってノイズを除去したbody coilの画像をvoxelごとにhead coilの画像から割ることによって$f(\boldsymbol{x})$を推定します．つまりB1補正とは，head coilによって得られた画像の不均一をbody coilで撮像した場合のレベルまで補正する手法と言えます．図6-15に，B1補正による不均一補正の処理フローを示します．補正前の画像では，大脳の前部に強い信号が発生しているのがわかりますが，body coilとhead coilの画像の比較から推定した不均一場による補正によって，その後の画像の信号が均一になっていることがよくわかるかと思います．

一方N3補正とは，数学的に$f(\boldsymbol{x})$の推定を行います．この方法は，各組織の信号分布に関するパラメトリックなモデルを立てずに，不均一場が比較的低周波成分に含まれるという制約のもと，逐次的に推定する手法です．この方法の利点は，B1補正のように予備の撮像を必要とせず，またどのパルスシーケンスにも対応した手法で，得られたMR画像に対してこの処理を適応するだけで信号の不均一を取り除くことができます．

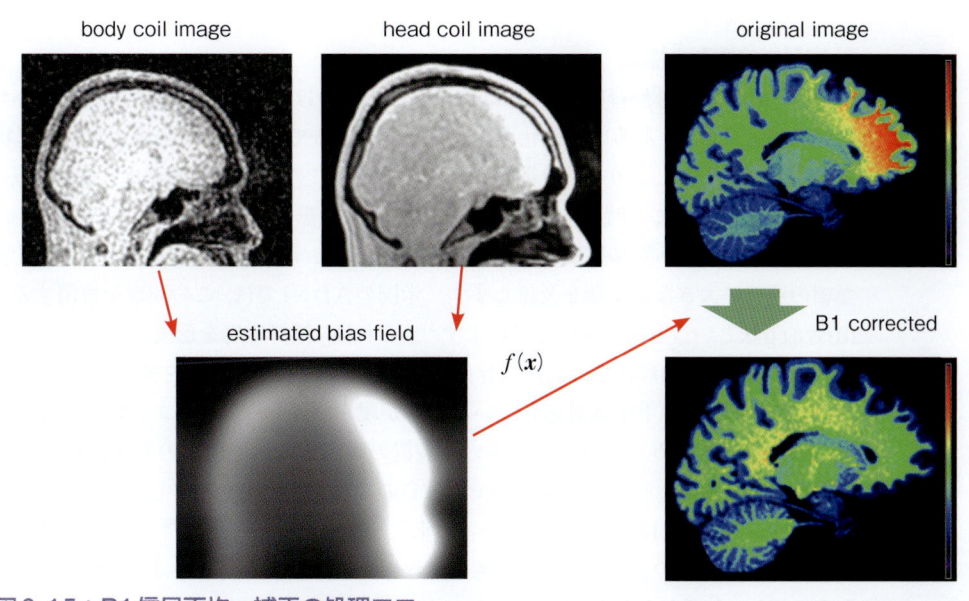

図6-15：B1信号不均一補正の処理フロー

図6-16に補正前のMR画像とB1補正後の画像，N3補正を施した後の画像の例を示します．先行研究による比較では，B1補正よりもN3補正の方が不均一補正の効果が強いとされていますが，この画像でも，B1補正では取り切れなかった信号の不均一な領域が良好に補正されているのがわかるかと思います．

　SPMでのunified segmentationは，信号不均一の影響を考慮した目的関数によって解剖学的領域分割を行っていますので，SPMを利用する際にこの不均一補正はあまり気にする必要がないかもしれません．しかしながら，SPMでも取り切れない強い信号不均一のある場合や，SPM以外のアルゴリズムを用いた解析を行おうとする場合では，これらの処理は必須となります．N3補正のプログラムはNITRCのホームページからダウンロード（http://www.nitrc.org/projects/nu_correct/，2014年4月現在）しコンパイルするか，MRIの構造画像から自動的に解剖学的関心領域を分割するFreeSurfer（http://surfer.nmr.mgh.harvard.edu/）というソフトウェアに"nu_correct"という実行ファイルで組み込まれています．ただしN3補正は，Linux専用のプログラムのため敷居が高いという問題があります．しかし近年では，FreeSurferのようにたくさんの脳画像解析ソフトがLinuxベースで公開されておりますので，より精度の高い解析を希望されるときはぜひLinuxベースのソフトウェアにもトライしてみてください．

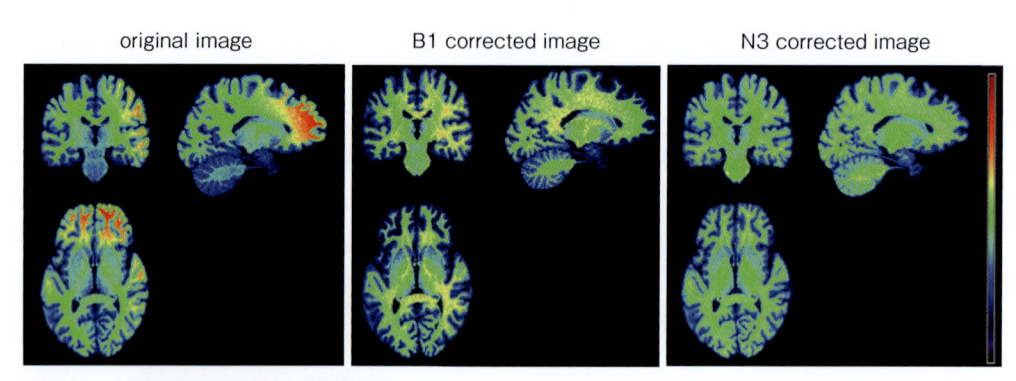

図6-16：信号不均一補正の処理結果

2）幾何学的歪みの補正

　MRI撮像により得られた画像には信号の不均一のほか，MRI装置の静磁場の不均一性や，傾斜磁場の非線形性，あるいは磁化率の違いなどによって，得られる画像が本来の形状と異なった画像を再構成してしまうという問題が存在します．この幾何学的歪みは，撮像装置の違いや，同じ撮像装置のよっても時間的な撮像条件の違いに影響されます．アルツハイマー病の画像解析では，年間せいぜい数％程度の脳の萎縮を捉えようとするわけですから，この幾何学的歪みは脳萎縮の解析に大きな悪影響を及ぼします．米国のADNIでは，この問題を解消するためにgrad unwarp法という方法を採用しています[3]．これは，傾斜磁場を形成するコイルの空間的配置から，傾斜磁場の非線形性を理論的に算出し，それを元に画像の歪みを補正しようとするものです．しかしながら，この手法は対応している装置が限られており，またコイルの空間的配置情報のみを元にしているため，MRI装置の違いや装置の時間的な撮像条件の変化に対応していないという欠点があります．そこでJ-ADNIでは独自の補正方法を開発しました．これは，被験者の撮像の直後か直前（J-ADNI2では，被験者の来院があった日に一度だけ）にファントムを撮像し，その結果を元に装置の歪みを取り除くものです．ファントムの内部には，硫酸銅の溶液が封入された1cm径の小球が多数配置されており，その空間的な相対位置が1mm以下の精度で既知と

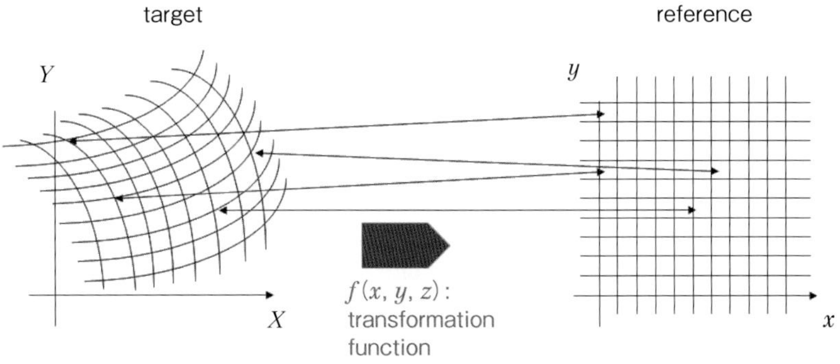

図6-17：ファントム撮像に基づく歪み補正法の原理

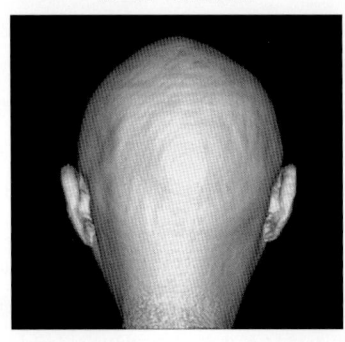

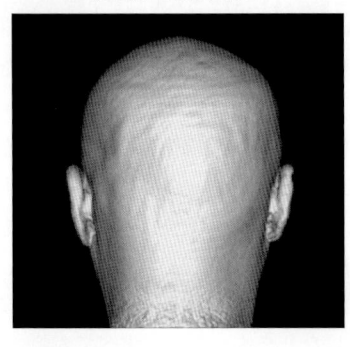

図6-18：歪み補正の結果

なっています．得られたファントムの画像から小球の画像上の位置を自動的に検出し，図6-17のようなそれを本来の位置へ変形させる非線形な画像変換を施すことによって，装置の幾何学歪みを取り除きます．図6-18に歪み補正前と歪み補正後の頭部画像を示します．補正前の画像では，幾何学歪みのために，頸部や頭頂部がいびつな尖った形状をしているかと思いますが，補正後の画像を見るとこの歪みがとれ正常な頭部の形状を示しているのがわかるかと思います．

この方法は，被験者の撮像と同日に毎回撮像装置の幾何学歪みを計測するため，grad unwarp法では取り切れない装置の違いや歪みの時間的な変化も取り除くことができ，実際歪みの補正精度を比較した実験で，より高い補正の精度を示しました[4]．

このように，J-ADNIのような多施設共同研究による画像研究では，
1) 撮像プロトコルの標準化
2) 多施設から得られた画像のQC
3) 後処理による画像の補正・標準化

を解析以前の下準備として行っています．アルツハイマー病に限らず多施設研究あるいは縦断的なfollow upで疾患による脳構造の変化を捉えようとする場合，その変化よりも各時点や撮像施設による撮像プロトコルの違いや画像の品質の違いの方が大きければ，正しく疾患による変化を捉えることはできません．もしVBMなどを用いた脳構造の形態解析を行おうとする場合，これらの影響を十分に考慮した上での研究の計画とプロトコルを決定されることを強く推奨いたします．

謝辞

　　J-ADNI2研究は，新エネルギー・産業技術総合開発機構（NEDO）「IT融合」委託研究費「脳画像・臨床・ITの融合によるアルツハイマー病超早期診断と先制医療の実現」，厚生労働省認知症対策総合研究「J-ADNI2プレクリニカルAD研究」，ならびにJ-ADNI2製薬企業コンソーシアムの助成によって行われています．またJ-ADNI2にご協力いただいているJ-ADNI2画像関連企業コンソーシアムをはじめとする関係各位に謝意を表します．

参考文献

1) Petersen RC, et al: Alzheimer's Disease Neuroimaging Initiative (ADNI): clinical characterization. Neurology 74: 201-209, 2010.
2) Iwatsubo T: Japanese Alzheimer's Disease Neuroimaging Initiative: present status and future. Alzheimers Dement 6: 297-299, 2010.
3) Jack CR Jr. et al: The Alzheimer's Disease Neuroimaging Initiative (ADNI): MRI methods. J Magn Reson Imaging 27: 685-691, 2008.
4) Maikusa N, et al: Improved volumetric measurement of brain structure with a distortion correction procedure using an ADNI phantom. Med Phys 40: 062303, 2013.

〈舞草伯秀〉

6.3 VSRAD®の臨床応用例

　患者さんがもの忘れを訴えて外来を受診した際、問診や長谷川式簡易知能スケールや、mini-mental state examination (MMSE) といった簡易な認知機能検査では明らかな低下を認めないものの、MRIや脳血流SPECTの結果が認知症のパターンを呈することがあります。

　アルツハイマー病発症の誘因になると言われているβアミロイドは発症の数十年前から蓄積が始まることが知られています。次に、タウ蛋白関連の機能異常が徐々に進みます。しかし、この段階では何も臨床症状は認められません。しばらくすると、海馬傍回の萎縮や帯状回後部・楔前部での脳血流低下・糖代謝低下を来すようになります。それからしばらくして、記憶障害が認められるようになります。これらすべてが揃った状態の後にさまざまな認知症症状が認められるようになります。この点から、認知症を最初に見つけたいならば、アミロイドβを発見するのが一番早いことがわかります。実際、アミロイドPETにより、認知症は超早期から見つけることができるようになってきています。しかし、アミロイドPETはまだ研究段階であり、臨床に普及するにはもう少し時間がかかります。現時点で、臨床で用いられているのは、脳形態画像・脳機能画像です。ですから、臨床の現場で一番早く認知症をスクリーニングできる可能性があるのは画像所見ということになります。特にVSRAD®が普及してからは、形態MR画像から海馬領域の萎縮を客観的に判断しやすくなりました。

　症例を提示しましょう。70代の男性です。地域の認知症予防事業に参加したことで、MRI検査を定期的に行うこととなりました。初回MRI撮影時のMMSEは26点で、見当識で−3点、計算で−1点に留まり、MMSEでは失見当識が疑われたものの、問診上では明らかな見当識低下も認められませんでした。MRIをVSRAD®で解析した結果を図6-19Aに示します。VSRAD®の結果ではこの時点で既に海馬傍回に萎縮を認めています。この2年後に撮影した画像を同様に解析した結果を図6-19Bに示します。この際のMMSEは25点で大きく変わらないものの、海馬の萎縮領域が広がっていることがわかります。この方は、この次の年に認知機能低下が顕在化し、MMSEが21点にまで低下し、その次の年には20点に低下しました。MMSEが20点のとき(初回から4年後)の画像所見を図6-19Cに示します。海馬領域での萎縮が著しくなっています。このことからわかることは、臨床症状は特に認められなくても、画像所見において認知症を疑わせるような所見が認められるときには、注意深い経過観察が必要ということです。さらに、脳血流低下や萎縮の範囲が前回検査よりも明らかに広がっているような場合には、機能低下を来すサインと考えてもいいのかもしれません。VSRAD®は早期アルツハイマー病のスクリーニングに有用であるのみならず、縦断経過を観察するのにも適しているツールと考えられます。

〈根本清貴〉

A　初回

B　2年後

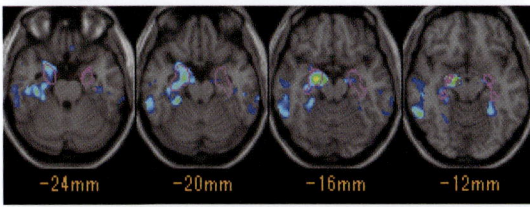

C　Aより4年後

	MMSE	VOI内萎縮度	VOI内萎縮領域の割合
初回	26	1.87	42.47%
2年後	25	2.17	52.63%
4年後	20	2.97	77.85%

VOI : volume of interest

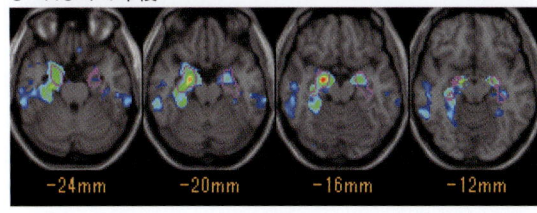

図6-19：VSRAD®によるMR画像の縦断的変化

6.3　VSRAD®の臨床応用例

139

謝辞　おわりにかえて

　著者がSPMにはじめて出逢ったのが2003年でした．それから10年が経ちますが，SPMを通じて多くのことを学ぶことができています．何人かの方々にこの場をお借りして感謝の気持ちをお伝えしたいと思います．私を画像解析の世界に導いてくださった，筑波大学医学医療系精神医学教授の朝田　隆先生．2003年6月当時，国立精神・精神神経センター武蔵病院放射線診療部の部長でいらっしゃった松田博史先生，医長でいらっしゃった大西　隆先生．松田先生と大西先生という画像解析の第一人者から直接画像解析の基本を教わることができた私はとてもラッキーでした．東京大学精神科の笠井清登先生と群馬大学精神科の福田正人先生．たいして業績もない私に，研究班の一員に招待していただき，様々な面でサポートをいただいております．順天堂大学放射線科の青木茂樹先生．本書が実現するために各方面に働きかけてくださいました．大阪大学精神科の橋本亮太先生．臨床と画像を結びつけるために非常に精力的に仕事され，鋭い視点から多くのことを学ばせていただいています．岩手医科大学超高磁場MRI診断・病態研究部門の山下典生先生．コンピュータサイエンティストとして，多くのアイディアを具現化する手伝いをしていただきました．京都大学医学統計生物情報学の川口　淳先生．SPMの統計について私の理解が深まるように辛抱強く教えてくださいました．山口大学精神科の松尾幸治先生．私が様々な英語のリソースを翻訳した際に私の拙訳に対して的確なアドバイスをいただきました．中央大学理工学部の檀　一平太先生．Lin4Neuroのアイディアに共感してくださり，具現化に向けて後押ししてくださいました．小林正人さん．国立精神・神経センター病院時代からのつながりですが，仕事の後の時間をボランティアとして，私の様々なプロジェクトをサポートしてくださっています．ロンドン大学FILのJohn Ashburner, Guillaume Flandin, Ged Ridgway氏．私の質問に対していつも丁寧に答えてくださいます．そして，学研メディカル秀潤社編集部の原田顕子さん．拙い原稿が立派な本になるために素晴らしい仕事をしてくださいました．その他にもここに書き切れないぐらい多くの方々に助けをいただいております．

　画像解析の世界で素晴らしいことは，皆が自分の持っている知識を惜しみなく共有していることです．私もその精神に共鳴し，自分が学んだことはできるだけコミュニティにフィードバックできるようにと活動しています．本書を手にとって疑問が生じたら，どうぞ本書のサポートページ(http://www.nemotos.net/?page_id=528)に疑問を書き込んでください．疑問も立派なリソースです．Problem orientedなサポートページができたら，非常に実践的で有意義なリソースを作ることができるのではないかと思っています．

2014年4月
根本清貴

INDEX

ページ数の太字は，その項目の詳述ページを示す．

欧文索引

A

AC (anterior commissure) ………… 33
AC-PC位置合わせ ………………… **33**
ADNI (Alzheimer's Disease Neuroimaging Initiative) …………………… 133
ANALYZE形式 ……………………… **15**
Anatomy Toolbox ……………… 94, **97**
ANCOVA (analysis of covariance：共分散分析) ……………………………… 79

B

Batch (バッチ) 処理 ………………… **61**

C

CheckReg ……………………………… 46
cluster-level …………………………… 88
covariate (共変量) ………………… 66, 75

D

DARTEL (Diffeomorphic Anatomical Registration using Exponentiated Lie Algebra) ……………… 42, **50**, 123
────で用いるデータ ……………… **51**
DARTEL (テンプレートがすでにある場合) … **56**
DARTEL (テンプレートがない場合) ……… **51**
dcm2nii ………………………………… 16
deformation (変形場) 画像 …………… 50
Design (統計デザイン) [群間比較] ……… 74
Design (統計デザイン) [相関解析] ……… 103
Design (統計デザイン) [分散分析] ……… 113
design matrix (計画行列) ………… 72, 79
DICOM (digital imaging and communications in medicine) 形式 …………………………… **14**, 15
Directory (ディレクトリ) [群間比較] ……… 74
Directory (ディレクトリ) [相関解析] ……… 103
Directory (ディレクトリ) [分散分析] ……… 113

E

Estimate (統計的推定) [群間比較] ……… **80**
Estimate (統計的推定) [相関解析] ……… **106**
Estimate (統計的推定) [分散分析] ……… **116**
expected voxels per cluster …………… 88
explicit mask ………………………… 68

F

factorial analysis (要因解析) ………… 112
FDR (false discovery rate) ………… 88, 110
FDRc …………………………………… 88
FDRp …………………………………… 88
FDR (false discovery rate) 制御 ……… 109
────による補正 …………………… 110
flow field (流れ場) ………………… 50, 55
FOV (field of view：有効視野) ……… 15, 59
FreeSurfer ………………………… 14, 136
FWE (family-wise error) ……………… 88
FWEc …………………………………… 88
FWEp …………………………………… 88
FWE (family-wise error) 制御 ………… 109
────による補正 …………………… 109

G

Ginkgo CADx ………………………… 15
GLM (general linear model：一般線形モデル) ……………………………………… 81
Global calculation (全体量の計算) [群間比較] ……………………………… 78
Global calculation (全体量の計算) [相関解析] ……………………………… 105
Global normalisation (全体量の正規化) [群間比較] ……………………………… 79
Global normalisation (全体量の正規化) [相関解析] ……………………………… 105

Graphicsウィンドウ ………………………………… 26

I

implicit mask ……………………………………… 68

J

Jacobian determinant（ヤコビ行列式）…… 42
J-ADNI（Japanese Alzheimer's Disease
　Neuroimaging Initiative）………………… 133
［J-ADNIの］画像補正 ………………………… 134
［J-ADNIの］撮像方法の標準化 …………… 134
［J-ADNIの］プロトコル・画質チェック …… 134

L

linear registration（線形変換）……………… 38

M

m形式 …………………………………………… 44
Many Subjects ………………………………… 58
Masking ………………………………………… 68
Masking（マスキング）［群間比較］ ………… 77
Masking（マスキング）［相関解析］ ……… 105
Maskingツールボックス …………………… 68
　──の入手とインストール ………………… 68
　──を用いたマスクの作成 ………………… 69
MATLAB ……………………………………… 16
　──スクリプトを用いた半自動AC-PC補正
　　プログラム ………………………………… 36
　──の処理を中断したいとき ……………… 55
　──のパス設定 ……………………………… 19
　──を2つ起動する方法 …………………… 98
mat形式 ………………………………………… 44
MicroDICOM …………………………………… 15
MNI空間（MNI Space）への標準化 ………… 57
montage（任意の数の断層像への表示） …… 90
MRF（Markov random field：マルコフ確率場）
　……………………………………………… 42
MRIConvert …………………………………… 16
MRIcron ………………………………………… 55

N

N3補正のプログラム ………………………… 136

NIfTI（neuroimaging informatics technology
　initiative）-1形式 …………………………… 15
NIfTI画像の表示 ……………………………… 31
NIfTI形式 ……………………………………… 15
nonlinear registration（非線形変換）……… 38

O

OsiriX …………………………………………… 15

P

PC（posterior commissure）………………… 33
peak-level ……………………………………… 88
preprocessing（前処理）…………… 14, **16**, 38

R

radian（rad）…………………………………… 34
render（脳表への表示）……………………… 92
residuals（残差）……………………………… 81
Results（結果表示）［群間比較］…………… 82
Results（結果表示）［相関解析］………… 107
Results（結果表示）［分散分析］………… 116

S

sections（直交する3平面への表示）……… 90
segmentation（分割化）………… 15, 16, 38, **39**
set-level ………………………………………… 88
slices（3枚の水平断像への表示）………… 89
smoothing（平滑化）………………………… 38
spatial normalisation（解剖学的標準化）
　………………………………………… 16, 38
SPM12の解凍（展開）………………………… 17
SPM（statistical parametric mapping）
　……………………………………… 10, **16**, 66
　──のアップデート ………………………… 22
　──のインストール ………………………… 16
　──のウィンドウ構成 ……………………… 26
　──の起動 …………………………………… 21
　──の結果［群間比較］と同時表示 ……… 97
　──の設定 …………………………………… 22
　──の動作の基本 …………………………… 26
　──を2つ起動する方法 …………………… 98

T

table shows 3 local maxima more than 8.0mm apart ………………………………… 88
TBV（total brain volume：全脳容積）……… 78
template ……………………………………… 55
TGMV（total grey mater volume：全灰白質容積）………………………………………… 78
TIV（total intracranial volume：頭蓋内容積）………………………………………… 78
two-sample t-test …………………………… 72

V

VBM（voxel-based morphometry）
 …………………………………… 11, 14, 38
　――の概要と前処理 ………………………… 38
　――の臨床への応用 ……………………… 122
VSRAD® (Voxel-based Specific Regional analysis system for Alzheimer's Disease)
 ……………………………………………… 122
　――に関する情報 ………………………… 132
　――の開発の経緯 ………………………… 122
　――の臨床応用例 ………………………… 138
　―― advanceの開発 ……………………… 123
　―― advanceの使い方 …………………… 124
　―― plus …………………………………… 123

W

warping ……………………………………… 38
working directory（作業ディレクトリ）の設定
 ……………………………………………… 27

和文索引

い

一般線形モデル（general linear model：GLM）
 ……………………………………………… 81

か

灰白質解析結果―カーソル付きスライス（被検者脳）……………………………………… 128
灰白質解析結果―カーソル付きスライス（標準脳）……………………………………… 127
灰白質解析結果―灰白質容積脳表マップ …… 129
灰白質解析結果―灰白質容積脳表マップ絶対評価 ………………………………………… 130
灰白質解析結果―スライス一覧（被検者脳）
 ……………………………………………… 127
灰白質解析結果―スライス一覧（標準脳）… 126
灰白質解析結果―被検者脳照合（被検者脳）
 ……………………………………………… 128
灰白質・白質解析 …………………………… 125
解剖学的位置の同定［群間比較］…………… 94
解剖学的標準化（spatial normalisation）
 ……………………………………… 16, 38, 132
画像以外のファイルの準備 ………………… 66
画像解析 ……………………………………… 14
　――の一連の流れ ………………………… 15
　――の準備 ………………………………… 14
画像のファイル形式 ………………………… 14
カテゴリー変数 ……………………………… 77
ガラス脳 ……………………………………… 86

き

共分散分析 …………………………………… 79
共変量（covariate）……………………… 66, 75

く

グラフィックス（Graphics）ウィンドウ ……… 26
群間比較（two-sample t-test）……………… 72

け

計画行列（design matrix）……………… 72, 79
結果表示（Results）［群間比較］…………… 82
結果表示（Results）［相関解析］………… 107
結果表示（Results）［分散分析］………… 116

こ

後交連（posterior commissure：PC）……… 33
コントラストベクトル ……………………… 84
コンピュータのスペック …………………… 14

さ

作業ディレクトリ（working directory）の設定
.... 27
残差（residuals）................................. 81
散布図の作成［相関解析］................... 111
サンプルデータ................................... 23

し

事前準備［統計解析］............................ 66

す

頭蓋内容積（total intracranial volume：TIV）
.... 78

せ

線形変換（linear registration）............... 38
全灰白質容積（total grey matter volume：TGMV）
.... 78
前交連（anterior commissure：AC）...... 33
前処理（preprocessing）......... 14, 16, 38
全体量の計算（Global calculation）［群間比較］
.... 78
全体量の計算（Global calculation）［相関解析］
.... 105
全体量の正規化（Global normalisation）［群間比較］
.... 79
全体量の正規化（Global normalisation）［相関解析］
.... 105
全脳容積（total brain volume：TBV）...... 78

そ

相関解析... 102
組織分割... 131

た

多重比較補正［相関解析］................... 109

つ

ツールの処理結果表示設定................. 130

て

ディレクトリ... 27

ディレクトリ（Directory）［群間比較］...... 74
ディレクトリ（Directory）［相関解析］..... 103
ディレクトリ（Directory）［分散分析］..... 113
テンプレート（template）........................ 55

と

統計解析..................................... 16, 66
統計的推定（Estimate）［群間比較］...... 80
統計的推定（Estimate）［相関解析］..... 106
統計的推定（Estimate）［分散分析］..... 116
統計デザイン（Design）［群間比較］...... 74
統計デザイン（Design）［相関解析］..... 103
統計デザイン（Design）［分散分析］..... 113
統計モデルと結果表示........................... 66
統計モデルの作成［群間比較］............... 72
統計モデルの作成［相関解析］............. 103
統計モデルの作成［分散分析］............. 113

な

流れ場（flow field）....................... 50, 55

は

白質解析結果—スライス一覧絶対評価（標準脳）
.... 131
白質解析結果—スライス一覧（標準脳）... 129
パス設定... 19
バッチ（Batch）処理.............................. 61
半自動AC-PC補正プログラム................. 36

ひ

非線形変換（nonlinear registration）....... 38
標準脳画像上への結果表示［群間比較］... 89
表のエクスポート［群間比較］............... 100
表の作成［分散解析］......................... 112

ふ

分割化（segmentation）......... 15, 16, 38, 39
分散分析... 112

へ

平滑化（smoothing）............................ 38
変形場（deformation）画像.................... 50
変数の読み込み［相関解析］............... 103

変数の読み込み［分散分析］ ………………… 113

ま

マスキング（Masking） ……………………… **68**
マスキング（Masking）［群間比較］…………… 77
マスキング（Masking）［相関解析］………… 105
マルコフ確率場（Markov random field：MRF）
　………………………………………………… 42

も

モジュレーション………………………………… **59**
　──の理解……………………………………… 60

や

ヤコビ行列式（Jacobian determinant） …… 42

ゆ

有効視野（field of view） ……………………… 59

よ

要因解析（factorial analysis）……………… 112
要因の分散分析………………………………… **112**

ら

ラジアン（radian：rad）……………………… 34

『すぐできるVBM　精神・神経疾患の脳画像解析　SPM12対応』

付属DVDについて
(Windows & Macintosh対応)

収載内容について

本書で使用するサンプルデータを収載しました．使用方法などについては，本書の「第2章　画像解析の準備」の「2.5　サンプルデータ」(p.23)を参照してください．

● VBM_textbook_Data.zip
Dataフォルダとscriptフォルダが入っています．

● Dataフォルダ
Chapter3_data，Chapter4_data，Chapter5_data
の3つのフォルダを収載しています．
この3つのフォルダを，設定したフォルダ(Windowsの方は　C：¥img_data，Macの方は自分のホームフォルダの下のimg_data)の中に移動してください(本書p.23参照)．

● scriptフォルダ
auto_reorient.mというファイルが入っています．
このファイルをSPM12のフォルダ(Windowsの場合は　C：¥spm¥spm12，Macの場合は/Users/ユーザ名/spm/spm12)にコピーしてください．

なお，本例のサンプルデータは，以下のようになります．
第3章：日本人30代の健常ボランティアの3次元MRI T1強調像(名前を匿名化してあります)．
第4，5章：The Center for Biomedical Research Excellence (COBRE) で公開されている健常者および統合失調症患者のMRIデータ．
http://fcon_1000.projects.nitrc.org/indi/retro/cobre.htmlから入手できます．

注意
解凍ソフト(Winzip, Lhaplus, Lhazなど)をインストールしている場合，p.23の説明にあるようにZIPファイルを右クリックしても「すべて展開…」と出てこないことがあります．そのような場合には，お使いの解凍ツールを使って展開してください．

【館外貸出不可】
※本書に付属のDVD-ROMは，図書館およびそれに準ずる施設において，館外へ貸し出すことはできません．

ご利用にあたって

＜取り扱い上の注意＞　ご使用前に必ずお読みください．
- 本来の目的以外の使い方はしないでください．
- ディスクを投げたり，振り回すなどの乱暴な扱いはしないでください．
- ひび割れ・変形・接着剤で補修したディスクは使用しないでください．
- ディスクは両面ともに，指紋・汚れ・キズ等を付けないように扱ってください．
- ディスクは両面ともに，鉛筆・ボールペン・油性ペン等で文字や絵を書いたり，シール等を貼り付けないでください．
- ディスクが汚れた場合は，メガネ拭きのような柔らかい布で，内周から外周に向かって放射状に軽く拭いてください．
- レコードクリーナー，ベンジン・シンナーの溶剤，静電気防止剤は使用しないでください．
- 直射日光の当たる場所で使用または放置・保管しないでください．反射光で火災の起きるおそれや目を痛めるおそれがあります．
- 直射日光の当たる場所，高温・多湿な場所での保管は，データの破損につながることがあります．またディスクの上から重たいものを載せることも同様です．
- 火気に近づけたり，熱源のそばには放置しないでください．
- 幼児の手の届かないところに保管してください．

- 本DVD-ROMは，青木茂樹，笠井清登・監修，根本清貴・編著「すぐできるVBM　精神・神経疾患の脳画像解析　SPM12対応」(学研メディカル秀潤社，2014) に付属するDVD-ROMです．原則として，根本清貴と株式会社学研メディカル秀潤社に帰属します．
- 本DVD-ROMに収載した内容を無断で転載・改変・転用することを禁止します．
- 本DVD-ROMに収載されている内容や本DVD-ROMの運用によって，いかなる損害が生じても，株式会社学研メディカル秀潤社および著者は責任を負いかねますので，あらかじめご了承ください．
- パソコンの動作環境および操作法について弊社ではお答えいたしかねますので，各メーカーのサポートセンターに直接お問い合わせください．
- 本DVD-ROMを図書館等（公立・私立を問わず）で利用される場合は館外への貸し出しはできません．
- もし万一，DVD-ROMの物理的欠損（傷・破損等）があった場合，無償にて良品と交換いたします．ただし，古書店・新古書店等で購入された場合，第三者から譲り受けた場合等については交換できません．また，物理的欠損については良品との交換以外の要求にお答えすることはできません．
- 本DVD-ROMの使用許諾・禁止事項・免責事項等は予告なく変更されることがあります．
- 本DVD-ROMの内容および本DVD-ROMは参照用・学習用としてのみ使用されるべきものであり，予告なしに変更されることがあります．
- 本書に掲載されている会社名，製品名，ブランド名は，各社または各所有権者の商標または登録商標です．なお，本文中にはTM，®を省略している場合があります．
- 本書のスクリーンショットはSPM12ベータ版を用いて，操作の実例を挙げる目的のためだけに掲載しています．ソフトウェアの更新により，本書の解説と一致しない場合がありますのであらかじめご了承下さい．

Copyright © 2014 KIYOTAKA Nemoto, Gakken Medical Shujunsha Co.,Ltd. All Rights Reserved.

すぐできるVBM
精神・神経疾患の脳画像解析　SPM12対応［DVD付］

2014年 5 月25日　第 1 版第 1 刷発行
2017年 6 月 9 日　第 1 版第 2 刷発行

監　修	青木茂樹，笠井清登
編著者	根本清貴
発行人	影山博之
編集人	向井直人
発行所	株式会社 学研メディカル秀潤社 〒141-8414 東京都品川区西五反田2-11-8
発売元	株式会社 学研プラス 〒141-8415 東京都品川区西五反田2-11-8
印　刷	欧文印刷 株式会社
製　本	加藤製本 株式会社

この本に関する各種お問い合わせ
【電話の場合】●編集内容については Tel. 03-6431-1211（編集部）
　　　　　　　●在庫，不良品（落丁・乱丁）については Tel. 03-6431-1234（営業部）
【文書の場合】〒141-8418　東京都品川区西五反田2-11-8
　　　　　　　学研お客様センター『すぐできるVBM　精神・神経疾患の脳画像解析 SPM12 対応［DVD付］』係

©2014 by Shigeki Aoki, Kiyoto Kasai, Kiyotaka Nemoto　Printed in Japan.
●ショメイ：スグデキルブイビーエム　セイシン・シンケイシッカンノノウガゾウカイセキ　エスピーエム
　　　　　　ジュウニタイオウ　ディーブイディーツキ

本書の無断転載，複製，頒布，公衆送信，翻訳，翻案等を禁じます．
本書に掲載する著作物の複製権・翻訳権・上映権・譲渡権・公衆送信権（送信可能化権を含む）は株式会社学研メディカル秀潤社が管理します．
本書を代行業者等の第三者に依頼してスキャンやデジタル化することは，たとえ個人や家庭内の利用であっても，著作権法上，認められておりません．
学研メディカル秀潤社の書籍・雑誌についての新刊情報・詳細情報は，下記をご覧ください．
　　http://gakken-mesh.jp/

本書に記載されている内容は，出版時の最新情報に基づくとともに，臨床例をもとに正確かつ普遍化すべく，著者，編者，監修者，編集委員ならびに出版社それぞれが最善の努力をしております．しかし，本書の記載内容によりトラブルや損害，不測の事故等が生じた場合，著者，編者，監修者，編集委員ならびに出版社は，その責を負いかねます．
また，本書に記載されている医薬品や機器等の使用にあたっては，常に最新の各々の添付文書や取り扱い説明書を参照のうえ，適応や使用方法等をご確認ください．

JCOPY　〈(社) 出版者著作権管理機構委託出版物〉
本書の無断複写は著作権法上での例外を除き禁じられています．複写される場合は，そのつど事前に，(社) 出版者著作権管理機構（電話 03-3513-6969，FAX 03-3513-6979，e-mail: info@jcopy.or.jp）の許諾を得てください．

表紙・本文デザイン	GRID
編集協力	大木田俊和，高下紀子，都筑律子，東 百合子
DTP	(有) ブルーインク